p53 基因
破灭癌症的克星
保护人类不受癌症的侵害

在人类的DNA链中，有一个基因最为引人注目。这个基因的功能是保护我们免遭癌症的侵害。它的名字平凡而简约——p53，它持续不断地扫描我们身体内的细胞，确保它们在生长和分裂的时候，不会发生错误。如果一个细胞在分裂阶段出现了DNA复制的错误，p53基因就会发挥功能，阻止这个细胞继续分裂，并将其修复，再继续分裂。如果该错误无法修复，这个顽劣的细胞就有失控增殖的危险（罹患癌症的机理），此时，p53基因就会启动自杀程序。如果p53基因自身没有受损，或其正常功能没有受到阻碍，癌症就无法发生。因此，p53成为研究癌症不可回避的基因。

《抑癌基因》一书科学而详尽地讲述了发现这个基因的故事，进而阐述了人体细胞癌变奥秘的核心。

《抑癌基因》不是一本毫无生气地引用基因的教科书，而是结合实例，选取真实的案例，为读者介绍癌症基因的发生、发展与防治的方法。p53基因的突变极易造成癌变在家族中遗传，本书不仅仅限于实验室，而是引领读者进入到更广阔的基因与现实的世界，去研究冈比亚的霉变花生与罹患肝癌的关系，去巴西南部与遗传性癌症的家庭见面，去更多的国家——从中国到伊朗，在人们的日常生活中洞察p53基因的工作机制。

《抑癌基因》介绍了最新的科学发现和进展，能帮助我们深入理解癌症这种仍然在人类个体中肆虐的疾病，并借助p53这个十分关键的基因，帮助我们在基因和分子水平上理解复杂运作的人体功能。本书将科学性和生动性巧妙地糅合一体，既可作为生物学、医学和遗传学等专业学生及科研人员的拓展学习资料，又可作为开拓视野的高端科学普及图书供广大读者阅读。

通过本书与科学家对话，可探究癌症的致病机理、预防与治疗。

科学可以这样看丛书

p53
抑癌基因

破译癌症密码的基因

〔英〕休·阿姆斯特朗（Sue Armstrong）　著

向梦龙　杨桓　译

p53：治愈癌症的革命

50 位科学家探索癌症基因疗法

未来人类将永远不会再为癌症而恐惧

重庆出版集团　重庆出版社
果壳文化传播公司

p53：The Gene that Cracked the Cancer Code

Copyright：ⓒ 2014 by Sue Armstrong

This edition arranged with Bloomsbury Publishing PLC

through Big Apple Agency, Inc., Labuan, Malaysia.

Simplified Chinese edition

Copyright ⓒ 2016 by Chongqing Publishing House

All Rights Reserved.

版贸核渝字(2014)第 236 号

图书在版编目(CIP)数据

抑癌基因 /(英)休·阿姆斯特朗著；向梦龙，杨桓译. —重庆：重庆出版社，2016.9(2019.8 重印)
(科学可以这样看丛书 / 冯建华主编)
ISBN 978-7-229-11231-8

Ⅰ.①抑⋯　Ⅱ.①休⋯ ②向⋯ ③杨⋯　Ⅲ.①癌—基因治疗　Ⅳ.①R730.59

中国版本图书馆 CIP 数据核字(2016)第 116788 号

抑癌基因

YIAI JIYIN

〔英〕休·阿姆斯特朗(Sue Armstrong) 著　向梦龙　杨桓 译

责任编辑：连　果
审　　校：冯建华
责任校对：何建云
封面设计：博引传媒·何华成

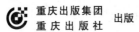

重庆出版集团
重庆出版社 出版

重庆市南岸区南滨路 162 号 1 幢　邮政编码：400061　http://www.cqph.com

重庆出版集团艺术设计有限公司制版
重庆市国丰印务有限责任公司印刷
重庆出版集团图书发行有限公司发行
E-MAIL:fxchu@cqph.com　邮购电话：023-61520646
全国新华书店经销

开本：710mm×1 000mm　1/16　印张：15.25　字数：240 千
2016 年 9 月第 1 版　2019 年 8 月第 6 次印刷
ISBN 978-7-229-11231-8
定价：39.80 元

如有印装质量问题，请向本集团图书发行有限公司调换：023-61520678

版权所有　侵权必究

Advance Praise for p53
《抑癌基因》一书的发行评语

《抑癌基因》对人类抵御癌症的遗传堡垒是一次简明扼要、通俗易懂的研究。

——《自然》（*Nature*）

《抑癌基因》使得大众也能理解这一令科学家为之疯狂的科学之谜。

——《出版人周刊》（*Publishers Weekly*）

阿姆斯特朗利索地厘清了这个令人印象深刻的基因错综复杂的故事，聚焦在最重要的癌症基因——p53。

——《书目杂志》（*Booklist*）

写作特别清晰，故事的描述方式扣人心弦。即使从没有研究过这个基因，我还是为 p53 极具魅力的历史和它的研究者而感到兴奋。

——《科学家博客》（*GrrlScientist*）

休·阿姆斯特朗尽其最大努力，讲述了一段关于人类非凡才智的迷人故事。通过插入对意外发现、竞争、坚持不懈、巧合、勇气，它成功地记叙了基础科学的重大发现，这些发现解决了细胞与基因之中关于生存与死亡的深层次秘密。

——马特·里得利（Matt Ridley），《基因组学》作者

祛除人类的癌症是一场战争，而这就是发自前线的一篇故事……休·阿姆斯特朗讲述了这段令人惊叹的发现之旅中的故事，在国际性科学家团体中上下求索，追寻

着 p53 基因的真相。

关于科学如何发现通往癌症的钥匙的绝妙故事。

Reader Praise for p53
《抑癌基因》一书的读者评语

总的来说，我喜欢这本书。正如介绍所言，这本书聚焦了一个基因。作者探寻了这个基因被发现时、被误解时的细节。特别有趣的是发现吸烟能引起这个基因发生特定突变这一章，最后导致烟草公司承认吸烟致癌。我发现这本书非常好，推荐给任何对癌症研究感兴趣的人。

令人享受的阅读体验。本书非常易读地描述了过去五十年内全球科学家为理解癌症的机制和潜在疗法而做出的努力。作者把自身作为故事中的一个角色去理解癌症遗传机制的过去、现在和将来，也给读者带来了一种代入感，但又不会使科学傻瓜化或者使不熟悉该领域的人难以阅读。

For Struan, Isla, Louise and Fraser
who, I hope and trust, will reap the full rewards
of this mighty endeavour in cancer research

献给

斯特鲁、伊丝拉、路易丝和弗雷泽，
我希望并坚信
在癌症研究这一伟大探险之旅中，
他们将收获丰厚的奖赏。

目录

我们（科学家）解决问题的想法、灵感从何而来？和作曲家谱写旋律、画家描绘图画一样，它们源自未知的某处，因为没有更好的词汇来描述它，只能说它是灵光一闪，它有着同样的色彩和同样的荣耀。

——杰拉德·伊万（Gerard Evan）

序　言

生性活泼的卢瓦纳·洛克（Luana Locke）女士即将步入中年，她长着漂亮的圆脸、榛色的大眼睛和一头披肩的黑色波浪长发。她坐在多伦多一家繁忙的咖啡店里，一边喝着漂着泡沫的卡布奇诺咖啡，一边聊着天，洋溢着健康的活力。要不是对她的故事有所耳闻，我绝对想不到她的生活曾经被呕吐、心绞痛和死亡所纠缠。作为癌症的幸存者，卢瓦纳自24岁被确诊患上癌症后，已与病魔斗争了多年。卢瓦纳刚满3岁那年，她9岁的姐姐，曼努埃拉（Manuela）就死于脑瘤。那段时间，卢瓦纳仅有的记忆是，因为父母要去医院，她经常被丢给亲戚们照顾，曼努埃拉去世时母亲的悲痛欲绝以及她自己无助地渴望着再次见到母亲的笑容。

"我记得一次，我很生气，因为我递给她一张纸巾，她却擤了鼻涕。我当时想：'不！我给你纸巾是让你擦眼泪的。'我记得她真的很悲痛。"小女孩当时不知道她的母亲也病了。她和卢瓦纳的父亲佛朗哥（Franco），一名铺瓦工，几年前从意大利搬迁到加拿大，打算利用当地对技术工人的急需，赚点钱。他们正计划重回意大利，部分原因是卢瓦纳的里娜（Rina）阿姨，她母亲29岁的双胞胎姐妹，最近死于乳腺癌，还遗留下了四个小孩。但计划搁浅了，因为他们自己的女儿被诊断为脑瘤，然后卢瓦纳的母亲也开始了自己的治疗——乳腺癌的化疗和放疗。

"她做了乳房切除术，我还清楚地记得那段时间的情景，"洛克说，"我记得我看着我母亲穿衣服、化妆、整理头发，然后调整她（内衣里）的假体。"对小女孩来说，这一切似乎都很正常，只是生活的一部分，直到她母亲的癌症病症从最初的转好到复发，最后转移到骨骼，最终导致了她的死亡。卢瓦纳当时只有 6 岁，她心酸地说起了席卷家里的痛苦和空虚如何降临到她父亲、弟弟大卫（David）和她自己身上。夜晚来临，她在床上恐惧着担心怪物会再次到来，带走更多她深爱的人。

事实上，下一个被诊断患上癌症的人正是洛克自己。她当时 24 岁而且有了 8 个月的身孕，她注意到自己乳头上长了一个小痂。每次小痂脱落后会留下一块渗液的小溃疡，然后再次结痂，好像永远不会愈合。为了孩子出生后能顺利喂奶，她急着清理掉这块痂，所以她去看了医生。医生给她开了点油膏。给她进行常规产科检查的医生没有重视这个问题，直到这块地方变得越来越大，换了几种药膏也无济于事。她的医生让她找了皮肤科医生唐娜·麦克里奇（Donna McRitchie），皮肤科医生决定给她做一次活检。

"麦克里奇医生说：'检查结果可能需要一周才能出来，到时候我们会给你打电话。'"洛克说，回顾着这些年的经历，"我记得我走回车里坐下后就开始哭泣。尽管我什么也没感觉到——她打了一针，麻醉了那块地方——我记得听到了剪刀的咔嚓声，我知道她正在切开组织，这种奇怪的方式真的影响了我。所以我钻进汽车哭了……但是很快我停了下来，对自己很生气。我想着：你就像个小孩！想想你母亲遭受的，她切掉了整个乳房。看在上帝的分上，他们就取掉了你乳房上的一小块皮肤，你在这哭得像个小孩。成熟点，克服它！我有点像在责备自己，对不？重新振作起来，去你的吧。"

卢瓦纳还没准备好向谁承认自己的恐惧，甚至是向自己。作为一个天性乐观的人，她相信闪电不会击在同一处地方，她会驱除病态的想法，告诉自己，"太可笑了。谁听说过乳腺癌是这样出现的？没有肿块，那里没有任何东西。只有 24 岁……天哪，我那些日子拼命苛责自己。"她笑道。但活检结果返回得很快，也很严重：卢瓦纳得了派杰氏病（Paget's disease，又称湿疹样癌），一种经常被误诊为湿疹的乳腺癌，它会在溃疡下悄悄生长，直到肿瘤进入到晚期才会被发现。

诊断结果令人震惊，但卢瓦纳首先担心的是她的父亲。"告知他真相，是我做过的最艰难的事情之一。"她安静地叙述着，眼神朝下，搅拌着咖啡杯里的泡沫。"他已经遭受了那么多痛苦，我不想让他再次重复这样的经历。"在这件事上，父亲佛朗哥表现得很勇敢，他规劝女儿和她痛苦的丈夫保罗（Paul）不要回想差不多20年前她母亲和姐姐的经历。"'医学已比那时进步了很多。'他说。"

确诊几周后，卢瓦纳剖腹产生下了她的儿子卢卡斯（Lucas），几天后她做了乳房切除术。手术中对切除组织进行病理检查显示这是一种高度侵袭性的肿瘤，因此卢瓦纳紧接着预防性地切掉了另一边乳房。她的外科医生在这边乳房也发现了癌前病变。在所有的这些经历中，卢瓦纳靠着把注意力放在新生的儿子身上，来对付自己的疾病，不时泛起的惨痛回忆和可怕的不确定未来。"这完全就是，好吧，我知道自己必须活下来，所以我什么都肯做……我窝在了家里。"她说道，"我允许自己思考的最恶劣的事情不是我的死亡——那过于宏大而无法去面对和害怕，我猜……我允许自己最大的恐惧是失去头发。我一直留着长发，所以我允许自己这样想，但我不允许自己思考死亡……或者想到不能陪着我的孩子，不，决不能想。"她摇了摇头。

到今天，卢瓦纳41岁了，她的癌症从未复发。尽管在治疗的那些年她在意大利和美国的直系亲属里有四个成员切除了肿瘤，她弟弟大卫的儿子马可（Marco）5岁时死于癌症。然而直到最近才知道这个家庭灾难的根源在于某个基因上的一个突变，这个基因有着一个平实的名字：p53——如此命名是因为它编码了一种分子量为53千道尔顿（kilodalton）的蛋白质。

当它在1979年被发现的时候，参与的科学家完全不知道它的重大意义：p53逐渐显现为癌症大剧中最重要的角色之一——人体细胞内的一个总开关，主要功能是在脱氧核糖核苷酸（Deoxyribonucleic acid，DNA）受损时阻止肿瘤发生。它是分子生物学史上被研究得最多的单个基因，目前产生了超过7万篇研究论文，并形成了一个研究者社群，既有科学家之间惯常的竞争，又经常充满着协作精神。每两年他们从世界各地聚在一起举行一次科学会议，经过几天振奋又深奥的讨论，为这宏大的拼图增添新的碎片，以及将旧碎片拼入已拼好的图景。

p53 是人类癌症中最常见的突变基因。突变意味着这一基因被损坏，它携带的遗传信息也被更改，就像 CD 盘或电脑文件被损坏时信息也会被破坏一样。即使在某些病例中它没有出现突变，通常细胞内也会发生其他的异常事件阻碍它发挥正常功能。"在各种类型的肿瘤中有很多其他的基因也发生了突变，"马里兰州巴尔的摩市（Baltimore，Maryland）约翰·霍普金斯大学（Johns Hopkins University）的伯特·福格斯坦（Bert Vogelstein）评论道，"但是 p53 是极少的能影响全局的基因，它的独特点在于它是所有癌症的共同特性。"

福格斯坦在 20 世纪 40 年代出生和成长于约翰·霍普金斯大学附近，并上了那里的医学院，他在癌症研究的最早期就和 p53 打上了交道。他的实验室现在位于一栋现代风格的高层建筑内，俯瞰着巴尔的摩和老旧医院的暖红色墙砖。他的实验室为这个基因的研究做了很多非常重要的贡献。"我可以保险地说，不可能——或者说很难——找到一种恶性肿瘤与 p53 基因的活性无关。"

我第一次听说 p53 是在 1996 年，当时我刚刚回到苏格兰，此前，我在南非待了 7 年。我在那里为《新科学家》杂志（New Scientist）和英国广播公司电台（BBC Radio）做报道，也为世界卫生组织记录艾滋病在非洲的肆虐情况。在苏格兰，我四处寻找着有趣的科学故事，然后我找到了 p53 的四个发现者之一——大卫·莱恩（David Lane）。带着好奇心，并受 BBC 委任做了一次广播纪录片，我飞到克里特岛（Crete）参加了 p53 研究界一年举办两次的研讨会。会议中心就在一个海湾边上，视野开阔，白色沙滩和泛着泡沫的大海一览无遗。在第一场会议结束时，我坐在那里回不过神来——那些科学家们大概是在用希腊语说着也许我本来能理解的东西（许多医学英语均引自希腊语词汇——译注）。

晚餐时我坐在彼得·霍尔（Peter Hall）身边，他身材矮小，聪明而促狭，是很好的老师，他是一位来自邓迪（Dundee）（苏格兰城市，也称"发现之城"）的科学家，我和他就 p53 的故事合作过。他靠过来轻声说：

"别紧张，把握好会议你需要知道这些……"他指点我那些最有趣的 p53 研究报告和那些我需要采访的人。我放松了下来。4 天后离开克里特岛时，我收集到了丰富的材料以及一个好故事，足以支撑两个广播纪录片的录制，纪录片回顾了这一基因的基本知识并展望了癌症治疗的新方法。

当时是 1998 年，接下来的日子里，每次有新发现引发了我的兴趣，我就会重新关注 p53 的故事，比如一次基因工程老鼠试验的戏剧性错误，偶然发现了癌症和衰老有着密切的联系；比如 p53 研究明确证明了吸烟是癌症的直接诱因，无情地揭露了烟草业。我观察到 p53 研究者在层出不穷的新信息前跌宕起伏的士气，这一刻为新发现兴高采烈，下一刻又再次深陷在复杂的迷雾中。

多年来，我开始意识到，p53 的故事如此精彩，不能只停留在学术杂志的专业页面上，外行们很难在这里把握到一些最重要发现的意义；写作本书的想法来于此。这不是一个平铺直叙的故事，因为科学从来不是如此。阴性结果和失败假说与那些被证明正确的理论一样推动着知识的进步。需要开放的心灵和智性的勇气才能发现，证据的缺失或某次试验失败的结果也许意味着重大发现；在理解癌症进程的征途中，p53 研究者也像其他科学领域的专家一样受到教条和范式的影响。

"不讲故事的科学，"美国天文物理学家贾南·莱文（Janan Levin）在为《新科学家》杂志撰写的评论中写道，"只会坍塌为方程的组合或数据的罗列。"在本书里，我的目标是尽量避免罗列数据，讲一些古怪、执着和热爱竞争的智者们的故事，从而阐明癌症最深刻的奥秘。

基因抑癌 来自作者的提示

我尽量避免使用复杂术语。但是这里有一种术语我不愿用别的通俗方式替代：p53 基因的状态描述词——"野生型"（wild-type）。一般而言，野生型基因指表现出自然功能的"正常"基因，与此相反的是功能异常的"突变"基因。"野生型"概念被我的受访者广泛使用于生物学领域——它比"正常"生动得多——所以我决定保留它。相信我的读者会原谅我。

肿瘤以一种独特而骇人听闻的方式毁灭人体，它们来自人体自身，却不知为何转变为增殖性、蔓延性、掠夺性和失控性的人体部分。

——佩顿·劳斯（Peyton Rous）

第1章　肉中之肉

本章我们将了解：已知有200多种癌症，但它们都有一些共同特点——最重要的一点是，如果p53功能正常，细胞就不会转化为恶性。

"困扰我整个职业生涯的问题是：为什么癌症如此罕见？"杰拉德·伊万（Gerard Evan）是旧金山（San Francisco）加州大学（University of California）和英国剑桥大学（Cambridge）的分子生物学教授，他停顿了一下希望能引发我的思考。他知道这会使我惊讶不已，因为那些媒体最常引用的数据描绘了冷酷的现实：三分之一的人类会在一生中某个时期患一次癌症，四分之一的人类会死于癌症。但当伊万在剑桥大学一角的桑格尔（Sanger）大厦办公室给我讲解他对基因最基础水平的研究时，是从细胞的视角而不是整个人类的角度来观察癌症。只需要一个顽劣的细胞失去正常的调控，然后混乱生长就可以启动癌症发生，但我们身体里数以亿计的细胞在50—60年甚至更多时间内，一直在不停地生长和复制，却不发生一次肿瘤。而且三分之一的人身体中从来不会发生肿瘤。"我的意思是，如果买乐透彩票你绝对不会把赌注下在这上面！"伊万继续说道，"癌症的确会发生，但很显然，我们的身体已经进化出了惊人复杂的和有效的机制来限制这些自主性细胞的自发进化。而且，虽然我们用诱变剂和致癌剂轰炸自己，做各种各样我们不应该做的事情，但大多数人仍是死于心脏病而不是死于癌症。"

人体细胞对损伤的抵抗能力有多强？可以用一个事实来衡量一下：大部分的人体 DNA——大自然建造我们身体的说明手册——可以追溯到最原初的单细胞生物，所谓地球上所有生命"最后的共同祖先"（last universal common ancestor，通常缩写为 LUCA，露卡），它的存在最早由达尔文在 1859 年的《物种起源》提出。换句话说，我们的一些基因年龄超过 35 亿年，一代又一代毫无差错地遗传了极长时间。

"癌症"不是一种疾病，而是多种疾病，代表了 200 多种不同疾病的总称。具有这一种共同特点：它们起源于被损坏的单个细胞。绝大部分癌症——超过 80%——是上皮细胞癌（carcinoma），意思是这种癌症发生于形成我们身体里所有器官、管道和腔室外膜包括皮肤的上皮细胞。而为身体提供框架结构并保护和容纳其他组织、器官——包括骨骼、软骨、纤维组织如肌腱和韧带、胶原和脂肪组织——的结缔组织则很难转化为恶性组织。结缔组织的癌症——肉瘤（Sarcomas）只占所有肿瘤的百分之一。

目前尚无人知道这种偏向的原因，尽管推测很多。是不是因为上皮细胞比结缔组织细胞分裂得更多，所以突变的几率也更大？例如人体皮肤基层的细胞自我更新极快，它们一边分化和成熟，一边迁移到表层，最终变成死皮脱落（这就是浴缸里有一圈垢痕的原因）。肠道内壁也在一直进行着自我更新，然后排出死皮细胞。但有一种观点反对高增生率是上皮细胞易发癌症的主要原因，因为最容易发生癌症的上皮细胞并不是分裂最频繁的。一些人认为这是因为上皮细胞在防御外界环境的第一线，从而更可能接触到致癌物质。但这一观点也存在弱点，因为在某些器官比如前列腺里，上皮细胞和结缔组织细胞一同暴露在致癌剂下，但上皮细胞仍然更易患癌。

为了解答这一难题，一个实验室收集了健康乳房组织的样本，在培养皿里将结缔组织细胞和上皮细胞分开然后用化学致癌剂攻击它们，观察到底发生了什么。令人惊讶的是，他们看到两种细胞的反应完全不同，虽然他们不知道为什么会这样。这就是圣杯（Holy Grail），因为这一结果可能会指向癌症的弱点，从而发现新药的靶点。

肿瘤一般来源于组织中的干细胞库，干细胞是机体负责细胞修复和更替的常规维护机制。一个"坏小子"细胞发展到可以被检测到的肿瘤需要数年甚至数十年之久。因为，那些调控细胞生长、复制、修复和按时死亡的关键基因发生突变和（或）丢失，从而破坏细胞自身防护机制的过程是旷日持久的——细胞内独立发生的基因突变不会导致细胞被清除掉，这一点很关键，因为受损细胞的正常结局就是被清除掉。生长的肿瘤是寄生性的：它会与周围的正常细胞争夺营养和氧气，除非发展了自己的血供，否则它的直径不会超过 1—2 毫米（1/25—1/12 英尺）。

区别恶性肿瘤与良性肿瘤的是前者的播散能力——像微观尺度的子弹一样穿透屏障侵袭周围组织，脱离的癌细胞通过血流或者淋巴系统播种在身体其他地方。血行性播散是肿瘤播散特别有效的方式，恶性细胞通过血液播散到身体血供丰富的地方，最常见的是肝脏和肺。

过去的四十年中我们对于癌症机制的了解有了革命性的进步，得益于层出不穷的生物学技术突破增强了科学家探索细胞——这一地球所有生命的基石——运作的能力。但快速产生的海量数据已让整个癌症研究界难以招架。鲍勃·温伯格（Bob Weinberg）在 20 世纪 60 年代早期就投入了这一革命，并扮演了很重要的角色。"过量的信息压倒了一切。"他在麻省理工学院（MIT）的一个会议中心告诉听众，大部分听众是他的同事，聚在一起聆听他讲述他的科学生涯和成就他的个人经历。

"我读研究生的时候只需要关注两本杂志：《分子生物学杂志》（*Journal of Molecular Biology*）和《美国科学院院刊》（*Proceedings of National Academy of Sciences*, *PNAS*）。就这么多，今天呢？"温伯格轻轻地耸了耸肩，然后张开双臂，"多过天上繁星。我想'Pub Med'（一个建立于 1996 年的生命科学和医药类论文引文的免费数据库）现在收录了 1 200 万—1 500 万篇论文，我能应对的唯一办法就是不停地去问那些把这些信息提炼过，知道这个或那个问题如何演进的人。"温伯格告诉他的听众，与他刚开始研究癌症时相比，今天的实验科学家生产重要数据的速度已提升了一万倍。

温伯格在他位于麻省理工学院的实验室里度过了大部分职业生涯，在

抑癌基因

这里他着重于推动人们从观察到的现象中总结经验再产生科研想法，而不是简单累积数据。稍微令人惊讶的是，他本可以更早地考虑为癌症研究的信息大爆炸提供某种秩序，这些信息在很多方面与这种疾病的混乱生长有相似之处。1998 年夏威夷召开的一次会议期间，温伯格在一个火山口与同事科学家道格·哈纳罕（Doug Hanahan）一起散步，道格在麻省理工读本科时，也察觉到了这一弊病。在散步时抱怨了一番共同焦虑后，他们决定一起撰写一篇综述，阐述温伯格所言的关于研究的"回归经验"（tack-home lessons）理论。

"癌症研究领域非常广阔，聚集着各类不同的科学发现，我们认为需要一些普遍原则来组织这些不同的理论。"他说，"我们总结出所有癌细胞具有六种共同特性，这些特性定义了癌性生长状态。"《癌症的特征》这篇论文发表于 2000 年，但它没有如哈纳罕和温伯格所预料的那样石沉大海，他们知道大部分期刊论文被阅读和遗忘得有多快，与之相反，它成为了描述癌症生物学的基石之作，为以后的新研究搭建了清晰的框架。他们指出癌细胞具有六大特点，用外行话表达就是：

- 促使癌细胞生长和分裂的信号来自于受损细胞自身，而不是外界；
- 癌细胞对能适时阻止细胞分裂的信号不敏感；
- 它们能抵抗受损细胞正常清除机制的攻击；
- 永生化，意思是它们能无限分裂，而正常细胞受内部"时钟"控制分裂次数有限，在停止分裂后会变成衰老细胞或者逐渐死亡；
- 它们能发展并维持自己的血液供应；
- 它们可以播散至其他器官和组织，并且建立克隆体，或者转移。

2011 年两个科学家更新并完善了他们的"特征"论文，增加了更多的普遍原则，包括癌细胞的代谢异常——特别是利用糖产生能量的代谢方式异常；以及它们能逃避机体免疫系统的侦察和清除。

这个故事的重点在于：p53 在所有这些特征里面都扮演了重要角色。"读哈纳罕和温伯格论文的时候，我说：'这个概念太聪明了！'"皮埃尔·艾诺（Pierre Hainaut）如此评论，他在位于法国里昂的世界卫生组织国际癌症研究机构（IARC）研究癌症遗传学多年。"然后我想：统一性在哪里？显然它必须是一种更连贯的方案，而不仅仅是一系列的条条框框。什么把它统一起来？然后我发现：我的天，是 p53！"

"有许多基因在这个或那个特征里起着调控作用，并波及两到三个特征。但只有 p53 才是那个联系所有特征的基因。这意味着从分子角度而言，罹患癌症必须有一个基本条件：p53 被关闭。如果 p53 开启（功能正常），癌症则不会发展起来。"

艾诺是一个高高瘦瘦的比利时人，黑边眼镜后头是他顽皮的笑容、男孩般的热情和热切的表情。他对基因在细胞活动中发挥的多重作用特别感兴趣。这种兴趣经常把他带离实验室进入到更广阔的世界，去冈比亚研究发霉花生与肝癌的关系，去巴西南部采访患有遗传性癌症的家庭，去更多的国家——从中国到伊朗，在人类的日常生活中洞察 p53 的工作机理。"有很多途径可以导致 p53 的功能丧失，"他继续说道，"突变是很常见的方式。基因丢失一份拷贝是其中一种，还有很多其他的途径，比如基因关闭、功能下调、离开原位等等。但我再次重申：如果细胞仍具有完整和完全反应的 p53 功能，它就不会演变为癌细胞。"

基因抑癌 古老的疾病

癌症与人类历史一样久远。现存最早的医疗文献，公元前 3000—公元前 1500 年，古埃及的纸莎草就提到过它。公元前 1900—公元前 1600 年青铜时代的一个女性头骨残留物中发现了人类肿瘤的样本，在古埃及和秘鲁印加帝国的木乃伊中也有发现。1932 年，古人类学家路易斯·利基（Louis Leakey）在东非大裂谷工作时曾发现直立人（Homo Erectus）化石上有骨肿瘤的证据，这些直立人是我们的猿人祖先，在 130 万—180 万年前漫游在非洲大草原上。

事实上，在露卡（所有物种在分化之前最后的一个共同祖先）最初产生多细胞生物的时候癌症就已存在了。2003 年美国东北俄亥俄大学医学院（Northeastern Ohio Universities College of Medicine）放射学家布鲁斯·罗斯

抑癌基因

柴尔德（Bruce Rothschild）带领的一个团队访遍了北美所有的博物馆，扫描了 700 多只出展恐龙的骨骼。他们发现肿瘤的证据存在于 29 块鸭嘴龙的骨骼样本，它们生活在 7 000 万年前的白垩纪。在 1.99 亿—1.45 亿年前侏罗纪的恐龙化石上，同样存在肿瘤证据。

希波克拉底生活在公元前 460 年的古希腊，他是第一个辨认出恶性肿瘤与良性肿瘤差异的人，良性肿瘤不会侵袭周围组织或发生转移。他观察病人身体里发现的肉性增生物时，上面的血管分支使他想起了螃蟹的爪子，于是他给这种神秘的疾病取名为"karkinos"，即希腊语的螃蟹，翻译为英语就是癌症。希波克拉底和他同时代的医生相信癌症是抑郁症带来的副作用。而中世纪以前，医生和病人把病因归于超自然力量，与魔鬼和原罪以及黑胆汁体液过多有关。

这种恐吓性的癌症理论流行了近 2 000 年，直到 16 世纪早期一名在意大利帕多瓦工作的弗兰德医生兼解剖学家安德烈亚斯·维尔萨鲁斯（Andreas Versalius）将它推翻。维尔萨鲁斯在给他的病人尸体以及对他工作感兴趣的法官所提供的死刑犯尸体进行解剖后宣称：无论在健康或生病的人体中，都没有发现黑胆汁体液。

又过了两个多世纪才有人提出，环境物质也许在肿瘤产生中发挥着作用。1761 年伦敦的医生兼博物学家约翰·希尔（John Hill）写了一篇论文《警惕大量吸鼻烟》，论文中他记述了一位病人因为吸鼻烟得了鼻腔肿瘤。1775 年英国外科医生珀西瓦尔·波特（Percivall Pott）报道了一批罹患阴囊癌的青年男性病例，他们唯一的联系是小时候扫过烟囱。这些英国乔治亚时代的小男孩在清扫工厂或家庭的烟囱时，必须钻入狭窄的管道而可能使身体的小角落沾染上了煤灰——这种清扫烟囱工作维持了两个世纪，通常是 4 岁以上的孩童受累。1779 年，世界上第一家癌症医院建立于法国兰斯的郊区——离城市很远，因为人们害怕这种疾病会传染。

现代将癌症视为细胞性疾病的理论由德国医生鲁道夫·菲尔绍（Rudolf Virchow）奠定于 19 世纪中叶，他出身于农民家庭，在普鲁士军校获得医学和化学学位。作为现代病理学之父，相对于饱受病痛的病人，菲尔绍对引起病痛的机制更感兴趣——他更喜欢花时间在实验室摆弄显微镜和做动物实验而不是看病。当时活细胞由其他活细胞分裂产生的理论已存在了几十年，但仍未被广泛承认，或许因为这一理论冒犯了宗教对造物的敏感性——那段时间人们真诚地相信蛆是腐肉里面天然生成的。

直到坚定的独立思考者菲尔绍——他在政治领域和科学、医学领域一样活跃——发表了他对细胞分裂的观察论文，并创造了短语"omnis cellulae cellula"（细胞产生细胞）——可以粗浅地翻译为连续世代的"所有细胞产生于其他细胞"，这一理论才被最终接受。然而直到 20 世纪中叶，分子生物学出现后，科学家才能更深入地探索细胞内部——去研究隐藏在 DNA 中的生命之秘——并开始破解癌症的密码。

现在更具野心的问题来了……莫非所有的癌症都来自基因的异常行为？人类癌症的复杂性能简化到DNA化学组成这个维度吗？

——迈克尔·毕晓普（Michael Bishop）

第2章　内部的敌人

本章我们将得知：（1）一种能使鸡患癌的病毒，也可以传播到其他鸟类的DNA中去；（2）人类发现的第一种可以促使癌症发生的基因——所谓的癌基因。

20世纪中叶癌症研究突破的前夕出现了一种理论，认为病毒可以导致人类发生癌症，因为缺失直接证据，这个理论极有争议。这个故事的中心人物是佩顿·劳斯（Peyton Rous），他在一个世纪以前出生于美国得克萨斯州，在巴尔的摩的约翰·霍普金斯大学学习医学，在开始研究生涯之前他对科学并不怎么感冒。学生时代，劳斯在解剖尸体时不慎被一块结核骨割伤手指而感染上了结核病。他做了手术移除感染的淋巴结，并回到有着广阔天空和清新空气的得州农场恢复身体。白天在马背上放牧牛羊，晚上和其他牛仔一起躺在星空下睡觉——他后来一生都回味这段经历——这样一年的生活使他恢复了健康，然后他回到了约翰·霍普金斯大学医学院。

劳斯在1905年获得医师执业资格，但就像之前的菲尔绍一样，他在病

抑癌基因

房的第一年并不想去照顾患者，于是他从医疗一线撤回到病理实验室研究疾病。到 1909 年，他开始负责洛克菲勒医学研究中心的癌症研究实验室——这是中心主任西蒙·弗莱克斯纳（Simon Flexner）空出的职位，因为他转向了他认为更迫切的问题：使百万美国儿童致残的脊髓灰质炎。

翻阅癌症研究的历史，我们可以发现一个尖锐的事实：几乎所有我们现在对癌症的认知——即细胞和基因的疾病——都是在科学家们有办法检验之前，由某个人提出的，他们常常被忽视，当条件成熟之后，那些忽视他们的人又开始证明他们的正确性。回到 1909 年，那时人们对癌症运作的机制所知甚少，除了有限地应用手术和 X 射线治疗外，并没有其他治疗方法。当时许多研究仅仅是在约翰·希尔和珀西瓦尔·波特化学致癌的理论上扩展，并确认一些致癌物。

然而劳斯对另一种想法更感兴趣：病毒是否能导致恶性病变。他几乎不能找一个更难的研究主题了，因为当时病毒还只是一个概念，仅仅只能靠间接证据证明其存在。病毒被"发现"于 1890 年，科学家在研究能透过细菌过滤网的病原体时发现了它。在排除了已知任何病原体后，科学家发现过滤后的提取物仍具有感染性，他们为这种困惑挠破了头，最后推论这种能导致感染的东西肯定是一种化学物。所以他们给它取了毒物的拉丁语名字："病毒（virus）"。

在劳斯探究疑问的年代，科学界或多或少地接受病毒是活生命体的理论，而且已经确认了一些病毒可以导致植物生病。但病毒既不能被看到，也不能被培养或者筛出来。对病毒的确认只能靠排除法——筛除其他更大的病原体（直到 1931 年电子显微镜发明后病毒才被首次看到）。1908 年人们发现有一种病毒可导致鸡患上白血病，但因为当时白血病并不被认为是恶性疾病，所以这个发现在癌症研究领域并未引起大的注意。但是，劳斯对此很感兴趣，在寻找促癌病毒的研究中，他很快把注意力转向了家养鸡。很快他走运了，1910 年他发现过滤后的病鸟肿瘤提取物注射到健康鸟身体后，可以把这种鸡的肉瘤——结缔组织的癌症——诱导发生在健康鸟身上，诱导发生的肿瘤类型与原生肿瘤一模一样。更重要的是，他的实验反复重复了多次，所以他相信自己可能在肿瘤细胞里监测到了病毒存在的痕迹。

劳斯在 1911 年发表了他的发现，但是正如几十年后的 1966 年他在瑞典科学院接受诺贝尔医学奖时对听众所言，这些发现被粗暴而广泛地忽视了。"无数科研工作者在那以前都尝试过寻找大鼠、小鼠，移植肿瘤的外在原因，但这些移植细胞隐藏了自己的秘密。所以没人相信这个肉瘤中的结果。"即使家养鸡的实验多个场合都重复成功，每次都确认是由病毒引起，也是如此。"直到肿瘤学家为此争论了长达 15 年后，这个在鸡中得到的发现才得到认可——然后他们把鸡肿瘤归为哺乳动物肿瘤不同的分类，因为从哺乳动物肿瘤中没有获取到任何病毒。"

到头来，劳斯关于鸡病毒的工作却开创了癌症研究中最令人兴奋以及成果最斐然的领域。但他死于 1970 年，没来得及看到他的工作结出的累累硕果。"肿瘤是人类最具体和最可怕的灾难，然而经过 70 年的实验研究后，人们对它们仍所知甚少。"他告诉诺贝尔大会听众，"我们把这些无序细胞称为成瘤性细胞，因为它们形成了新的组织，这种增生本身就是瘤。但在查阅医学字典作进一步释义时，我们得知，实际上成瘤性的意思是'能形成瘤的'，再查瘤的词义却发现它的意思是'包含成瘤性细胞的增生物'。再也没有什么比这种无知更粗鄙的了。"

劳斯与别人一样试图在大鼠和小鼠中复制出鸡的研究结果，在经历了多次失败后，他退出了这个研究，转向病理学中更有回报的领域。开始轮到其他人去梳理出劳斯的肉瘤病毒（被命名为 RSV）是如何导致细胞发生恶性转变，并总结出那些能促进人类理解癌症机制的经验了。

基因病？

这些人中值得注意的是迈克尔·毕晓普（Michael Bishop）和哈罗德·瓦默斯（Harold Varmus），20 世纪 70 年代早期他俩在旧金山加州大学共同作出的关于肉瘤病毒（RSV）的发现，使他们获得了 1989 年的诺贝尔医学奖。毕晓普于 1968 年开始研究这个病毒，仅仅在劳斯获得诺贝尔奖两年后。他谈到了这件事并说它"使 RSV 促发癌症之谜变得戏剧化。解开这个谜团的方法在遗传学之中"。

抑癌基因

瓦默斯也同意这个判断，他当时在美国另一边马里兰州贝塞斯达（Bethesda）的国家卫生署（NIH）读医学研究生。瓦默斯着迷于通过研究更简单的生物去解决人类遗传学令人难以置信的复杂性——特别是与疾病相关的方面。"20 世纪 60 年代早期，通过一些断断续续的阅读，我了解到病毒与动物肿瘤的联系也许可以为解决复杂的肿瘤问题提供一个相对简单的切入点。"他在自传中如此写道，"实际上，对于任何着迷于癌症遗传学基础的人来说，病毒是没得选的主题。"病毒的小身体里只有 5—10 个基因，与之相比我们人类的细胞里约有 20 500 个。

1969 年夏天，瓦默斯和他的记者妻子去加州背包旅行，同时寻找在西海岸研究病毒的机会。在访问迈克尔·毕晓普在旧金山加州大学实验室的时候，他找到了与他有着同样广泛阅读嗜好和写作欲望的同行者。毕晓普也曾矛盾着是否当医生，在偶然发现了实验科学的奇妙后，他义无反顾地走上了科学研究之路。在毕晓普身上，瓦默斯发现了相投的志趣，所以在接下来的年月里与之亲密合作。"哈罗德的到来改变了我的生活和职业生涯，"毕晓普在诺贝尔奖演讲时回忆，"我们的关系飞速发展到成为平等的伙伴，整体大于两部分之和。"

开始合作后，两位科学家某种程度上仍然承担着风险，因为直到 1970 年，他们的同行仍在怀疑甚至公开质疑癌症的基因理论，理由是尚不能找到直接证据。就在当年夏天，一个来自加州名叫史蒂文·马丁（Steve Martin）的年轻研究生出现在了戈登（Gordon）会议上，这个每年召开于新罕布什尔州蒂尔顿（Tilton）一个老旧寄宿学校的会议聚集了国际上各自领域前沿的科学家，进行头脑风暴式的交流。当年的会议主题是动物细胞和病毒，而马丁——就像瓦默斯所描述的，是一名"书生气"的年轻人，"一头深色卷发，娃娃脸，热情四溢"——告诉他的同行们，他成功提取出了导致感染细胞恶性转变的劳斯肉瘤病毒基因，并解释了他的做法。这一基因，很快以它所致肿瘤类型名字被命名为 Src 基因（萨克基因，肉瘤基因），成为了所谓"癌基因"的第一个例子。

癌基因（Oncogene）这个词源自希腊词"Onkos"，意思是"物质（Mass）"，指的是能将正常细胞转化为肿瘤细胞的基因，在 p53 的故事中它占据了核心地位。毕晓普和瓦默斯之所以能赢得诺贝尔奖，是因为他们在 1974 年发现，未感染病毒的健康的鸡的正常细胞也存在和病毒内 Src 基因（萨克基因，肉瘤基因）一模一样的基因。此外，两位科学家在其他更多的鸟类包括鸭子、火鸡、鹌鹑甚至萨克拉门托动物园的一只鸸鹋中，也找到了这一基因。没过多久，类似 Src 基因在果蝇、蛆和许多哺乳动物中也被发现，提示这是一种可以上溯到进化史早期的基因，它在细胞中肯定有着关键作用。

即使在 1974 年，单是鸟类中的证据已经足以使毕晓普、瓦默斯和他的团队提出一个进化学的假说：与其说病毒是一种能携带外来基因损害宿主细胞的载体，更可能是它在进化的某个时间点从鸡身上获取了这一基因然后整合到自己的基因组里面去——这个过程使得这一基因对宿主自身变得很危险。他们进一步推测，是不是动物的正常细胞里还有更多基因在被病毒获取并传播后也变成了癌基因？

基抑因癌 我们在制造弗兰肯斯坦种族吗？

利用当时的研究工具去探索这个问题是很痛苦的——当时弥漫在科学家中的伦理反思和高度焦虑的气氛使技术困难变得更加复杂。基因工程学还处于婴儿阶段，它起始于 20 世纪 60 年代，用于研究一类只能感染细菌的病毒。科学家发现这些病毒——即噬菌体（bacteriophages）——能从一个被感染细菌中获得基因，然后将之转移到下一个被感染的细菌。研究者开始利用这一特性研究更多种类生物的基因活动。

科学家在试验中用得最多的载体是大肠杆菌（Escherichia coli, E. coli），因为它很容易获取新基因，易存活并且繁殖迅速，所以能很快速地得到结果。随着技术进步，科学家开始熟练剪切基因——从一个基因组敲出一段 DNA 片段，然后将之连接到另一个基因组去合成一种所谓的"重组 DNA"——它们中的某些变得令人担忧。

他们不再只研究噬菌体，也开始研究动物病毒。并且，按照惯例世界各地的实验室都共享着大量的杂交体，所以这些新的小生命也分布广泛。但这些好奇的科学家在全神贯注破解细胞之迷时，是不是正游荡在神都不

抑癌基因

敢踏足的地方呢？很多人对基因剪切技术有潜力产生更好的治疗疾病及提高粮食产量的方法感到兴奋，但也有很多人开始担忧他们制造灾难的能力。M. J. 皮特森（M J Peterson）为马萨诸塞大学科学、技术与社会中心（Science, Technology and Society Initiative）做的一个案例分析中写道："因为基因和基因序列相互作用的方式还不是非常清楚，他们相信无意中制造危险生物——致命的'超级'致病病毒或细菌（占据其他生物栖息地的奇特侵略性生物）——的可能性太高而不能被忽视。"

研究者采用了一种叫 K12 的大肠杆菌，它已经进化到无法在试管和培养皿外生存。但令人担心的是，如果 K12 逃逸出实验室，会与广泛存在于大自然的人类、动物的其他种株大肠杆菌整合。担心潘多拉魔盒会被打开的人大部分是微生物学家，他们焦虑的是：那些没有经过微生物操作训练的研究者在性急地使用这些新工具时，并没有充分认识到这些风险。他们经常会在实验结束时把含有细菌的生物垃圾倒入下水道，或者用嘴直接使用吸管吸取溶液。正如一份风险报告所严厉批评的那样，"微生物不只是容纳重组 DNA 分子的'温暖身体'"。1974 年一些顶尖科学家中止了他们关于重组 DNA 的研究工作，等待着一场关于实验室使用该技术前景的正式辩论。

接下来的一年里科学家进行了深刻反思，世界媒体间也开始同样热烈的辩论，这种反思和辩论在阿西洛玛（Asilomar）中心举行的一个国际会议上达到了顶峰。该中心位于美国加利福尼亚州蒙特雷市（Monterey），由暖色的本地木石建造，是一栋能远眺太平洋的古老而华丽的旅馆式建筑。2000 年第 25 届阿西洛玛会议上为《科学》杂志撰稿的记者马西娅·巴里纳加（Marcia Barinaga）称这个会议是"分子生物学的伍德斯托克（Woodstock）音乐节：一代人的关键时刻、难以忘怀的一次经历、科学和社会历史上的一座里程碑"。因病毒研究获得 1975 年诺贝尔医学奖的大卫·巴尔的摩（David Baltimore）是这个会议的组织者之一，回首走过的岁月，他说："重组 DNA 是最为不朽的力量。在你知道可以利用它的那一刻起，想象力开始变得狂野。"

事实上，面对如此令人兴奋，同时如此让人恐惧的技术，133 名观点各异的科学家聚集在阿西洛玛，试图在 16 名记者和 4 名律师警醒的耳目下，达成未来继续应用这种技术的共识是极端困难的。为了让这一过程简单点，科学家决定将使用重组 DNA 技术的实验分为不同类型——取决于他们是否涉及致病或其他危险的生物 DNA 片段，或者是否使用无害的材料——并且制定建议去处理不同的情况。这些包括：采取措施剥夺实验用活生物体在组织培养环境外进行杂交繁殖或生存的能力；并且在实验室设计时就考虑采用特别的安全措施。各国政府的责任是将阿西洛玛会议的建议转变为可行性指南，到 1976 年科学家重新进行 DNA 重组实验，好歹不用那么担心他们会将弗兰肯斯坦（小说形象，科学怪人——译注）带到世界上来。

基抑因癌　癌基因如何变得这样危险

从毕晓普和瓦默斯在鸟类中发现 Src 癌基因（萨克基因，肉瘤基因）起，一个问题就开始萦绕在研究者脑中：如果最初没有被病毒俘获，这些细胞内的癌基因也可以导致癌症吗？他们发现确实可以。第一个证据出现在实验室里，包括在毕晓普和瓦默斯自己的实验室，他们在研究病毒感染动物并引发癌症的行为时发现，病毒并没有真正掌控住癌基因。研究者发现这些病毒能"攻击"动物宿主细胞的 DNA，破坏它的信息然后将它调控增长和修复的正常功能转变为促进癌症发生的功能。

更多证据来自 MIT 的鲍勃·温伯格实验室，他们不研究病毒，而是研究特定的化学物如何导致细胞变成癌细胞。温伯格受毕晓普和瓦默斯的工作启发，思考化学致癌物是否也以同样的方式发生作用——通过破坏潜在的癌基因（即原癌基因）使其变得危险。尽管当时突变基因致癌的理论已经存在一段时间了，但证据仍然非常少，需要很多工作，而且有很多怀疑者。温伯格自己也持有怀疑态度。

为了探究这一理论，温伯格团队用化学物处理小鼠细胞使其发生癌变。然后他们把这些细胞里提取的纯 DNA 再注射进入培养皿里的正常小鼠细胞。果然，正常细胞也变成了癌细胞——这提示那些促使细胞癌变的物质确实存在于 DNA 里，存在于基因中。虽然他们还不知道哪个或哪些基因是肇事者。这是潜在癌基因不需要病毒即能活化的第一个证据，化学物造成的突变可能有同样的效果。

但是这些令人兴奋的结果被一个丑闻掩盖了，丑闻涉及在同一领域工作的一名加拿大科学家。"这个人被邀请在哈佛举行一次研讨会，"鲍勃·温伯格告诉他麻省理工学院的听众，"我参加了，然后我非常震撼也非常沮丧。他展示的工作如此宽广巨大是我们实验室拍马不及的。数据非常漂亮，提醒我这个人已经做了超出我们实验室 10 年、20 年的工作——海量的数据！我走上前告诉那个人：'你知道吗，我们也获得了这样的结果。'然后他说，'真的吗'，他非常兴奋。"

"现在我告诉你们，通常在研讨会后如果有人过来跟你说，他们实验室的结果和你报告的一模一样，你会有一种复杂的感觉。"温伯格继续说道，"一方面你很高兴有人确认了你的结果，另一方面你在后背上能感觉到被竞争者紧紧追赶的炙热呼吸。"听众们笑出了声。"但是他表现得只是纯粹的高兴。"

这名加拿大科学家显然给很多人留下了深刻印象，因为没过多久他就被邀请去麻省理工学院癌症中心、冷泉港（Cold Spring Harbor）实验室以及美国其他的著名实验室去演讲。"（但是）就在他来之前，"温伯格给他的故事暖场，"大卫·巴尔的摩从他的办公室转到我办公室说：'你不会相信……这个家伙的老板刚把他从实验室开除了！'我说：'什么？'他说：'嘿，他们给《细胞》杂志投了一篇论文去评审，一个评委计算了一下，如果要完成论文里的工作需要多少培养皿——他算出来比那年整个加拿大东部所用的培养皿加起来都多！'"温伯格做了一个鬼脸来表现他的怀疑，听众们笑起来。

"所以尽管那个家伙到今天也没承认任何错误，而且他的想法看起来似乎完全正确，但他发表的所有数据都是来自他的大脑而不是实验桌……"

这次学术不端行为导致接下来大约十年时间，像温伯格一样的实验室通过类似实验得到的结果都得不到癌症研究界的承认，他们担心闹剧重演。但是随着许多不同的实验室都逐渐积累了很多癌基因的证据，人们对它们关键作用的疑问开始慢慢减退。研究界开始关注一种癌症的"加速器"模型——这种模型内细胞分裂的正常调控机制被那些"坏小子"基因（癌基因）主动重编程，进入超速运转状态，从而导致细胞增殖失控。在当时的这种观念下，1979 年 p53 被发现了。

想辨认出一个重要发现就像一个人在未知的山洞里，摸索着岩石的轮廓和地面的斜坡，静听着脚步的回音去排除蛛丝马迹般的虚假线索一样不明确。

——霍勒斯·弗里兰·贾德森

（Horace Freeland Judson）

第3章　发现

本章我们将介绍如下内容：（1）认识一些科学家，他们在研究一种猴病毒里的致癌基因时偶然发现了 p53；（2）得知他们每次想纯化癌基因制造的蛋白质时，总会在试管里找到另一种无法去除的蛋白质。

科学史里充斥着许多过后才被承认的开创性发现。发现的那一刻本身没什么戏剧性，生活就像往常一样继续。通常它都是发生在普通平凡的环境里——杂乱的实验室，试管、显微镜玻片散落在科研论文和家庭合照上面，墙上钉着一张同事假期寄来的明信片，一件白色夹克衫搭在旋转椅背上。1979 年 p53 的发现也没什么不同。虽然伦敦、巴黎、新泽西和纽约的四个实验室几乎在同一时间独立发现了它，但是这一超级基因的发现被广泛归功于两个男人，大卫·莱恩（David Lane）和阿尼·莱文（Arnie Levine），他们各自把结果发表在著名的杂志《自然》和《细胞》上面。

他们两个都在当时仍有争议的癌基因领域进行研究——莱恩在伦敦的

抑癌基因

皇家癌症研究基金会（ICRF）工作，莱文在新泽西的普林斯顿大学（Princeton University）工作。读完干巴巴的相关科研文献后，我决定出发去听他们本人讲述自己的故事。但首先，他们所研究的实验系统本身就是一个精彩的故事。那是一种叫作 SV40 的病毒，代表猿猴空泡病毒 40；它是分子生物学研究的主力军，因为它作为一种简单模型能研究包括人类在内的复杂生物细胞结构——DNA、基因和蛋白质——是如何运转的。

就像其名字提示的一样，猿猴空泡病毒 40（SV40）能感染某些猴类，然而不一定使其生病。这种病毒作为脊髓灰质炎疫苗的污染物，在 1960 年被美国微生物学家莫里斯·希勒曼（Maurice Hilleman）发现。最早的灭活脊髓灰质炎疫苗（Salk）和减毒活脊髓灰质炎疫苗（Sabin）是用恒河猴的肾细胞作为脊髓灰质炎病毒的培养介质来制造的，恒河猴生活在亚洲丛林、森林和干燥的平原里。病毒在猴子细胞内生长、收获再处理后不再具有致病性，但仍然可以激发被注射疫苗个体的免疫反应，从而使其免受致病脊髓灰质炎的感染。

希勒曼在默克（Merck）制药公司工作，以其暴躁的脾气和陈列在其办公室的一排"缩人头"（shrunken heads）（由他的一个孩子制作的模型，代表那些因为没有达到他的严格标准而被开除的雇员）而出名。他是疫苗研究的先行者，他一生开发了超过 40 种疫苗，包括腮腺炎和麻疹的疫苗。希勒曼警告过猴子细胞内除了脊髓灰质炎病毒外，可能还会有其他病毒生长，在这一瘫痪性疾病的首次大规模疫苗接种运动开展五年之后，他和同事本杰明·斯威特（Benjamin Sweet）及时地确认了这一点。

在这种和脊髓灰质炎病毒一起收获的顽劣病毒被检测出来之前，全世界已经有数百万人接种了疫苗。但似乎没人过度的紧张，直到 1961 年，有报道发现用猿猴空泡病毒 40（SV40）注射新生仓鼠可以导致肿瘤发生。美国政府命令所有新批次的脊髓灰质炎疫苗必须经过筛检以排除致瘤问题。然而，事实上，存货直到 1963 年完全消耗完都没有召回，致使 100 万—300 万美国人和世界上其他地方无数人被注射了污染的脊髓灰质炎病毒（口服疫苗威胁不大）。美国和欧洲全面调查了半个多世纪，检测出某些罕见肿瘤如脑癌、骨癌和肺癌中存在猿猴空泡病毒 40（SV40）痕迹，但公共卫生监测机构如疾控中心和美国国家癌症署都宣称，没有证据表明接种了脊髓灰质炎污染疫苗的人群患癌风险增加。他们说也没有发现任何证据证明那些罕见肿瘤里发现的猴病毒是癌症的发生原因。

基抑 因癌 一个人的发现之旅

　　大卫·莱恩于 20 世纪 70 年代中段开始研究猿猴空泡病毒 40（SV40），这对他而言是全新的领域。他在伦敦大学学院接受了免疫学训练。还在富有魅力的阿里昂·米奇森（Avrion Mitchison）教授手下写博士论文的时候，他就被邀请加入皇家癌症研究基金会的莱昂纳尔·克劳福德（Lionel Crawford）实验室。除了新的智力挑战带来的兴奋外，癌症研究对莱恩更多是有情感的意义。在大学第一年，他的父亲在抱怨了半年持续的背痛后死于结直肠癌，留下仍然年轻的妻子和五个孩子措手不及地应对他的去世。"一切发生得太快太让人震惊。"莱恩和我坐在苏格兰他家的暖室里，边喝咖啡边聊道，夏末的阳光照进房间，不时传来附近琉查尔斯（Leuchars）空军基地战斗机冲破云霄发出的震耳轰鸣。他照顾了父亲最后的几周，"我看到疾病如何真实地损害人类，那是非常可怕的经历。我强烈地感受到了——我们整个家庭都感受到了。"

　　作为免疫学家，莱恩知道如何用碘同位素来标记细胞内的蛋白质，使之在实验中能被观察到，这也正是伦敦皇家癌症研究基金会的克劳福德实验室所寻找的技术。"掺入同位素能使蛋白质变得具有放射性，而且非常容易被检测到。"他告诉我，"我很擅长这个，我读博士时必须得干这个。但不是每个人都喜欢操作这些材料。我想这是一种完全安全的同位素，只是有点嘈杂。我的意思是，盖革计数器（检测放射性的仪器——译注）会嘎嘎响！它一响你就知道你掌握到技巧了！"

　　猿猴空泡病毒 40（SV40）可以将正常细胞转化为癌细胞，而且这一效应非常显著，这使得 ICRF 的研究者对其产生了兴趣。就在莱恩来那里工作前，导致转化发生的病毒基因即猿猴空泡病毒 40（SV40）的癌基因已被识别出来，叫作"大 T 抗原"基因。为了弄清楚病毒在感染细胞时到底是如何转化的，科学家需要研究大 T 抗原基因开启时所制造的蛋白质，这也正是克劳福德实验室所做的工作。莱恩的任务是开发试剂或实验工具去标记并提取感染细胞里的大 T 抗原蛋白。困难在于要获得足够数量的纯蛋白质并把其他杂质分离出来。莱恩开发的试剂与免疫系统的工作原理是一样的。就像我们的身体设计了抗体来识别和"俘获"外侵分子使其被免疫细胞清除一样，莱恩设计了抗体，用以识别大 T 抗原。

"那是令人异常激动的一段时间，"莱恩回忆着，他身材高大、热情洋溢，有着男孩般的英俊外表，他说不管压力、困难或者政策如何，科学对他而言总是充满着乐趣。"我感觉我们处在正确的位置。在 ICRF 我们这个很棒的团队拥有一些领域里真正的前沿科学家。雷纳托·杜尔贝科（Renato Dulbecco）（刚因为他的肿瘤病毒研究获得诺贝尔医学奖）在这里，我还记得哈罗德·瓦默斯休假时也会过来。非常有学术气氛。有很多会议，对你的结果会有很多的批评意见。"

莱恩和克劳福德一起开发提取纯化大 T 抗原的试剂，刚开始取得进展时，克劳福德去美国学术休假了一年，留下他的最新雇员开始高效率地掌管实验室。莱恩才二十出头就被卷入到了办公室政治里，一些人在老板离开的时候试图增加他们的实验室空间，对这个年轻科学家指手画脚来展示权威。但莱恩不为所动。不仅是因为他天性抗拒被发号施令，更多是因为他在聪明、特立独行和玩世不恭的阿里昂·米奇森手下曾历过可怕的几年。阿里昂·米奇森是著名英国生物学家霍尔丹（J B S Haldane）的侄子，他的教育哲学是让学生跟着他们自己的感觉走（据莱恩说，一次考试时他的教授曾在长凳上摆了一排东西，让学生进行评论——来测试学生的想象力，把那些考前精心准备问题的人恶心了一把）。与米奇森待的那些年培养了莱恩的独立精神，在 ICRF 他无视老员工对他的干扰，继续做他想做的研究工作。

"我们制成了我们认为非常好的提取大 T 抗原的特异试剂，"他回忆 p53 发现前夕的那段时期，"我们真的很高兴，因为我们试过各种巧妙的办法。但当我们应用这个试剂时，没有像我们希望的一样只得到一种蛋白质，而总是同时收获到另一种分子量为 53 千道尔顿的蛋白质。"

他用来获取大 T 抗原的方法叫作电泳，指的是给两块玻璃板中间的凝胶通电，蛋白质混合物就加在凝胶上的小孔里面。电流能使蛋白质因分子大小和电荷数的不同迁移不同距离，从而使其分离。大分子不会迁移太远，而小分子迁移得比较远。但不管如何尝试，莱恩似乎都得不到单一的纯大 T 抗原：凝胶里总有一块讨厌的"影子"跟随着它。

对不熟悉微观世界的人来说，很难想象如何对一块凝胶上的两个小小的、黑乎乎的污点感兴趣，或者很难想象这样一幅普通的图像竟然能预示着重大事件的开始。但是情人眼里出西施，科学发现也同样如此：别人眼里普通或沉闷的东西在科学家眼里是独特的，他们也有智慧知道这东西意义在哪里。打一个宏观世界的比方，1976 年被发现的莱托里（Laetoli）足迹在外行人眼里不过是一个非洲偏远峡谷地面上的几块灰迹，但对其发现者——古人类学家玛丽·利基（Mary Leakey）来说，它们是一扇了解幽深历史的窗口，惊心动魄地解释了人类起源问题。

大卫·莱恩为他实验室里的这些凝胶小污点感到兴奋，尽管那时他还不知道他发现了什么，因为 p53 还是一种从未问世的蛋白质。莱恩实验室的其他人对此无动于衷：他们告诉他这是污染物，一些人提醒他的方法没有他想象的那么好；或者这个讨厌的蛋白质是大 T 抗原的分解产物，在他实验用的感染小鼠细胞内断成了小碎片。但莱恩坚信他自己设计的抗体，相信它只会识别并连接大 T 抗原而非其他蛋白质，他在实验中极为小心地避免了污染，而且他相信他在凝胶上反复看到的结果是重要的。"我心中非常确定这与病毒转化细胞有关，因为我对此有所准备。我的意思是，乔·萨姆布鲁克（Joe Sambrook）（非常受尊重的肿瘤 - 病毒专家）在一篇论文中写过，'注意，大 T 抗原不会有很多作用方式。它以单个蛋白质形式进入细胞并将其转化为癌细胞；它必须得和宿主机体的某些部分发生作用'。"

莱恩的免疫学背景再次派上了用场，免疫学告诉他：如果感染细胞中两种蛋白质存在物理连接，抗体在识别其中一种蛋白质时会自动将另一个带出来——"类似于捎带（piggyback）的概念"。这也增强了他的信念：这两者的相互作用对于大 T 抗原将细胞转化为癌性的过程具有关键作用。他取得了足够证据来支撑这一观点，并激发了莱昂纳尔·克劳福德的想象力，刚刚休假归来的他再次重复了这个实验。这两人在《自然》杂志上发表了他们的发现，因为被深深打动，杂志将其作为 1979 年 4 月 26 日刊的

抑癌基因

封面故事。

与此同时，跨越大西洋，在普林斯顿高等研究院（Princeton's Institute for Advanced Study）一个被静谧而茂盛的园地所环绕的实验室内，阿尼·莱文也在试图通过研究猿猴空泡病毒 40（SV40）来揭示细胞恶性转变的机制。"从孩时起，我就对病毒感兴趣，"莱文告诉我，我在新泽西拜访了他，一起坐着火车从佩恩（Penn）站出发，穿过纽约肮脏的后工业郊区，朝繁荣而安静的普林斯顿大学城开去。"抓住我想象力的是，人们一百年前就知道病毒的效应，但没人真的看见过它们。它们是所有生物中最小的，而且它们完全是原始退化的！"（病毒就是一些蛋白质包裹的基因，所以它的活性存在争议。它要么是一种复杂的化学物，要么是一种简单的生命形式。杰弗里·陶本伯杰，马里兰州贝塞斯达传染病中心传染病实验室高级研究员。）

莱文六十多岁，是一个和蔼的人，他在纽约长大。他的父亲拥有几座电影院，小莱文时不时可以靠做些收银检票的工作赚点零花钱。"詹姆斯·卡格尼（James Cagney）主演的电影《洋基歌》，我看了十九遍。我在布鲁克林一个社区长大，那是典型的美国社区，住着意大利人、斯堪的纳维亚人和犹太人——什么人都有。我的祖父母来自波兰和立陶宛。我的父亲实际上是小时候从立陶宛过来的，但他从没去过学校，他直接去工作了，那时候大部分移民为了养家糊口都是如此。"

他的父母深信教育对子女的作用，小莱文去了纽约的哈尔普尔（Harpur）学院（现宾汉姆顿大学），在那里他师从一名退休的医学博士米尔德丽德·夏令（Mildred Shellig）学习微生物学。米尔德丽德·夏令激发了他对科学的热爱。"夏令医生的热情是感染性的，特别是我想不到这种感染力会让我爱上实验室。我们重复别人文献里的实验，同时也做一些新的尝试。实验室的人经常工作到深夜，她会把我们带到她家里聊天，谈什么呢？我们谈论科学！对我来说太具有感染力了。当时大概是 1959 年——

就在沃森（Watson）和克里克（Crick）发现 DNA 结构的六年之后，所以分子生物学革命刚刚开始。"莱文的研究生涯开始于研究病毒的复制——其主要是通过控制宿主细胞完成的，因为这些寄生虫无法在生物体外生存，无论植物还是动物。他研究噬菌体——之前提到过能感染细菌的病毒，这是一种令人兴奋的模式生物，因为它所有的生理活动都发生得极快：每 20—60 分钟被感染的细菌就能产生一代新的病毒，与之相比，动物细胞需要 48 小时才能完成这个过程。但当癌基因和动物肿瘤病毒的报道出现后，莱文转移了他的注意力。他的想象力腾飞了，"这怎么可能？"他想着这些微小的生命。"一两个编码蛋白质的简单基因怎么能导致癌症？平生第一次我似乎看到了理解人类癌症起源的捷径。所以我进入这个领域就是始于使用这一最简单系统去解决最复杂的问题：人类癌症的源头是什么？"

莱文发现 p53 前后的那段时间，有一种理论认为癌细胞已被重新编程，使其类似于胚胎或者胎儿细胞。也就是说，癌细胞的进化钟调回到了细胞飞速生长和分裂的阶段，类似于发育胚胎阶段细胞的自然行为。研究者的证据是，在肝癌和结直肠癌中发现有退行性的胎蛋白质存在，他们还开发了血液检查手段来检测这些胎蛋白质的抗体，这是因为它们出现在了错误的时间和位置，以致成人免疫系统将其识别为外来异物，产生了抗体来攻击它们。

这种"癌细胞重新胚胎化"理论是一个很有吸引力的概念，因为胚胎细胞和癌细胞这两种细胞类型存在很多类似的行为特点，所以很多实验室开始争相寻找那些同时存在于正常胚胎细胞和肿瘤细胞，但不存在于健康和完全发育的成人细胞中的蛋白质。研究者指出，这些蛋白质对于发育中的胚胎细胞是好消息，但可能是导致癌症发生的幕后黑手。莱文团队则在寻找应答猿猴空泡病毒 40（SV40）感染而表达的一种或多种胎蛋白质存在的证据。p53 出现时，莱文一开始还认为它就是他们所寻找的胎蛋白质。让他兴奋的是，他的研究生丹尼尔·林策（Daniel Linzer）所做的原始实验展示的结果显示，这种顽劣蛋白质在猿猴空泡病毒 40（SV40）感染细胞大量存在，这提示它的作用一定很重要，并且它能特异性地与病毒癌基因大 T 抗原发生相互作用。更重要的是，他的团队发现这同一种蛋白质也出现在未感染的胎儿细胞里面。

到他们在《细胞》杂志上发表论文的时候，莱文和林策通过深入实验已经知道 p53 不是他们一直在寻找的胎蛋白，随着时间流逝，这一理论本身也不再流行。它在癌细胞里很常见，重要性显而易见，但除此之外，莱文不知道如何来解释这个新发现。"我们那时不知道事情会这么发展——这是肯定的！"他轻声笑起来，思考了一会儿。"我认为我们都没想过这将是癌症中最重要的一个基因——从突变频率的角度来看⋯⋯但是，我会说我们想到过我们已找到了去理解猿猴空泡病毒 40（SV40）导致肿瘤的途径。"

抑癌基因 巴黎团队

巴黎，第三组独立发现 p53 的科学家，在他们的猿猴空泡病毒 40（SV40）实验中也同样为这个紧紧连接着大 T 抗原的蛋白质而迷惑不解。这个发现是维勒瑞夫（Villejuif）综合癌症研究所的皮埃尔·梅（Pierre May）和埃弗利娜·梅（Evelyne May）实验室作出的，那里的研究者同时研究着 SV40 和另一个关系密切的病毒——多瘤病毒，它可以在动物中导致多种肿瘤的发生。除了和 SV40 病毒一样的大 T 抗原外，多瘤病毒还有一个小 T 和中 T 抗原，这些都参与了病毒感染细胞的转化过程，尤其是中 T 抗原尤为强力。本领域的大部分研究者都假设 SV40 也有一个如此强力的中 T 抗原，这个假设同样也存在于皮埃尔·梅团队，当时他的博士生米歇尔·克雷斯（Michel Kress）在自己的实验中发现了一种大量存在的新蛋白质。

蒂埃里·苏西（Thierry Soussi）在接下来的 p53 故事中将是一个重要的人物，1979 年他在与梅实验室同一走廊的另一个实验室研究 SV40 的复制。"我清楚地记得一个博士后冲进我们实验室宣布，他的朋友米歇尔·克雷斯确定了 SV40 病毒的中 T 抗原：它是一种 53 千道尔顿的蛋白质。"他在 2010 年为一本分子生物学杂志所撰的简述 p53 历史的综述中写道。但进一步的研究显示，克雷斯在 SV40 感染细胞里发现的新蛋白质不是来自病毒而是来自宿主，没人知道这如何产生。他和梅的结果未经润色就发表在《病毒学杂志》（*Jounal of Virology*）上，没有几个专业外的人读到过。

皮埃尔·梅死于 2009 年，埃弗利娜·梅和米歇尔·克雷斯也退休了，所以当我到蒂埃里·苏西现今工作的斯德哥尔摩（Stockholm）卡罗林斯卡（Karolinska）研究所拜访他的时候，我询问了巴黎版的 p53 的发现。带我进入实验室对面一个明亮而摩登的办公室后，苏西关掉他工作时爱听的歌剧，从一个高书架上面抽下一份旧文件，然后打开，吹掉上面的灰尘，一股旧报纸的气味从陈旧泛黄的打字纸页弥漫开来。这是克雷斯关于 p53 的原博士论文的一份复制品。苏西带着几分遗憾翻看了一下："米歇尔·克雷斯被遗忘了，我认为这是可悲的。他被遗忘有两个原因。首先，他没有野心，其次，在发现 p53 一年后他就去了一个非常好的实验室攻读博士后。他想继续进行 p53 的研究，但这个实验室告诉他 'p53 没有前途；你要做点别的'。所以他被迫放弃了 p53 的研究——这不是大问题，因为当时没人真的相信 p53 会有什么了不起。没人会为你不知道的事情感到高兴。"

然而，我通过电话访问皮埃尔·梅在巴黎的遗孀时得知，他从一开始就感觉这将会变得重要。尽管在接下来的几十年中，梅因为其基因研究赢得了数个重要奖项，但在 1979 年他想去申请基金继续他的研究时却遇到了极大的困难。

讽刺的是，正是 p53 遭到的冷遇使苏西自己在 1983 年加入梅的实验室时选择研究这个基因。他认为在沉重的教学负担下，这种安静无竞争的沉闷领域方可使其做好一名大学研究者的工作。他笑自己对 p53 的这种看法是错的——但并不只有他一个人如此想。"你知道吗，我那时与一个正在做 p53 博士论文的学生共事，她想接下来申请法国国家医学与健康研究院（INSERM）的工作，那是法国的国立卫生研究院（NIH）。我们邀请法国国家医学与健康研究院主任加入她的博士答辩委员会，最后他告诉她：'好吧，我理解你想要这里的工作。应该没问题：你的申请不错。但别再研究这个垃圾蛋白质了，换个研究方向。'他就是这么说的！没人能预料到 p53 在 20 世纪 80 年代早期会变成那样——不太可能。"

尽管大卫·莱恩个人确信 p53 很重要——或许甚至是癌症发展的关键——他在早期也面临着同样的偏见。在发现 p53 后不久，他在纽约长岛的

抑癌基因

冷泉港实验室待了几个月，詹姆斯·沃森（James Watson）——是在此工作过的众多诺贝尔奖获得者之一——是当时的主任。莱恩的一个新同事对他的发现无动于衷，还预测他将来会为宣称 p53 的重要而感到羞愧。

抑癌基因 另外一条路作出了同一发现

1979 年第四个发现 p53 的人是劳埃德·奥尔德（Lloyd Old），他在 2011 年死于前列腺癌。奥尔德 1933 年出生于加州旧金山，最开始是职业小提琴家，在巴黎大学和加州大学伯克利分校研究乐器，后来他对科学的爱好超过了他对音乐的野心，于是他转向了医学。奥尔德是肿瘤免疫学的先行者，肿瘤免疫学研究的是人体免疫系统与肿瘤细胞的相互作用。在他试图寻找肿瘤细胞内是什么触发了免疫系统，使其能产生特定抗体来识别这些细胞时——肿瘤免疫学的中心谜题之一，而且以当时的技术条件很难解答——他发现了 p53。

和病毒研究一样，奥尔德在纽约纪念斯隆·凯特林癌症中心（Memorial Sloan Kettering）的团队使用特殊设计的抗体作为研究工具，这种技术类似于用磁铁从一堆各色材料中选出铁，他们同样发现这个顽皮的蛋白质也连接着其他蛋白质。这非常有趣，他们在实验小鼠中去寻找所有类型的细胞里是否有这个的存在，包括正常细胞和癌细胞。这些研究者没在任何正常细胞里发现 p53，但在所有癌细胞中都发现了它，他们推测，它肯定在癌症进程中扮演了重要角色。

奥尔德和他的同事在《美国科学院院刊》（*Proceedings of the National Academy of Sciences of the United States of America*，*PNAS*）发表了结果，但因为当时癌症研究的不同领域交流极少，一年以后，免疫学家和病毒学家才认识到，他们说的是同一件事。这帮研究领域各异的科学家在他们分布各地的实验室里各行其是，几乎在同一时间抓住了他们注意力的关键。现在这成为整个癌症研究界都急盼解决的问题，因为他们开始认识到：p53 不能再被当成污染物或者无关紧要的东西忽视了，它甚至可能是细胞恶性转化的关键所在。为了弄清楚癌细胞问题，他们需要克隆这个基因。

每个细胞本质上都令人惊叹。即使最简单的细胞都超过人类的创造极限。例如，想建造一个最基本的酵母细胞，你可能不得不制造和一架波音777喷气客机所包含数量相同的微小部件，然后把它们组装在5微米直径的小球内，然后你还得想办法让这个球体具有繁殖能力。

——比尔·布赖森（Bill Bryson）

第4章　看不见的生物学

本章我们将窥视细胞的运转机制，看看基因是如何制造我们身体内担负真正工作的蛋白质的。

20世纪80年代早期是生物学研究领域一段极令人兴奋的时期，飞速增长的基因克隆和基因测序的能力为生物学研究提供了非常重要的工具。为了让p53故事接下来的内容更易懂，现在我们介绍一点基本的生物学知识。我们身体的所有活动实际上是由蛋白质执行的，蛋白质则是由基因制造或者说"编码"的，基因实际上是所有不同蛋白质的配方。蛋白质只会在特定时候及特定位置被制造，这取决于相关基因何时开启。当蛋白质完成任务后，有几种机制可以清除他们。在不需要某种蛋白质的时候，它的基因会安静地待在细胞内，什么也不做。

测序一个基因在某种程度上能得到其所编码蛋白质的准确配方，从而为研究其在细胞内的作用和功能提供关键线索。更重要的是，得到一个基

抑癌基因

因的克隆——即同一基因的无数复制品——意味着破解基因工作之谜的所有实验都可以在实验室内的培养细胞中完成。今天，克隆已是一个能在一两天内完成的简单过程，但在 20 世纪 80 年代早期，克隆是个巨大的挑战，需要花费数月——甚至数年——如果牵涉到重组 DNA 则会更加困难。这项技术在阿西洛玛会议举行很多年后仍留有几分争议——你可能还记得这个会议，一群忧心忡忡的科学家聚在加州一隅去直面弗兰肯斯坦族的幽灵。

此刻有必要思考一下分子生物学家——拿掉他们的吸管和培养皿、试管、凝胶和孵箱——到底在应对着什么？他们实际上看到的是什么？他们能感觉到和嗅到什么？除了理解事情发生原委的基本意识之外，他们还运用了哪些能力？"总体来说，分子生物学的奇妙之处在于它基于信念，"彼得·霍尔说，"所有结果要与某个模型相符，你建造它，你检验它，但你看不到它。噢不，不，不。你根据你做的所有实验将它推导出来，对它的解读是如此、如此、这般。"

正是分子生物学的"不可见"本质——因为大部分分子小于光的波长——使其太难掌握，所以外行人才望之却步。但如果你就像一个深海潜水者一样，准备好了学习如何在一个陌生环境去操作，它就会变成一个等待人们探索的精彩世界。就像科学家习惯的一样，我们来把那些由研究细胞基本活动的实验推导而出的理论翻译为更易理解的心理图像和概念。

首先，严格来说分子生物学中并非所有东西都不可见。使用电子显微镜在某些条件下你真能看到 DNA，它是一种"巨型分子"。它看起来就像细胞里的一条细链，像一段棉线。但是只有在细胞准备分裂、DNA 紧紧缠绕到组蛋白上形成配对染色体的时候给它染色在细胞内标记出来，才比较容易看得到它。然而，目前大部分实验室拥有的显微镜都不能将 DNA 足够的细节展示出来，科学家无法借以直接确定组成 DNA 分子的"碱基"顺序。所以，染色体携带的基因——不是离散的 DNA 块，而是连续的遗传物质片段——仍不可见，而这些承载蛋白质配方的小片信息正是科学家们所寻找的。

著名的 DNA 螺旋结构——詹姆斯·沃森（James Watson）和弗朗西斯·克里克（Francis Crick）在 1953 年发现的双螺旋——是由核苷酸构成，它们就像乐高积木玩具一样叠着形成一条长链。一个核苷酸有三个元件：

一个脱氧核糖（deoxyribose，DNA 中的 D）的糖分子、一个磷酸基团和一个含氮"碱基"。这些碱基分四种类型：腺嘌呤（A）、胸腺嘧啶（T）、鸟嘌呤（G）和胞嘧啶（C）。DNA 的长螺旋带是双链的，每一条链上的碱基与另一条链上对应碱基相互配对，像绳梯的横档一样将两条链连在一起。不管是哪种生物，DNA 中的碱基——梯子的横档——永远遵循相似的配对方式：A（腺嘌呤）和 T（胸腺嘧啶）配对，G（鸟嘌呤）和 C（胞嘧啶）配对。

DNA 以碱基对作为长度单位。人类 DNA 长约 300 万个碱基对，我们身体里的数万亿个细胞，除了独特的成熟红细胞外，每一个细胞都有 1.8 米长的 DNA。如果你想了解分子生物学家从事工作的广度和规模，思考一下如下比方：如果解开你身体所有的 DNA 螺旋，一个接一个地连起来，可以在地球和月亮间来回缠绕 3 000 次。这长得难以想象的游丝是建造和操作你我身体的说明手册，所以志在解读手册密码的"人类基因组计划"的科学家们，极为疑惑和震惊地发现，作为 DNA 运作单位的基因只占了总量的 2%—3%——即 20 500 个基因，平均长度为 10 000—15 000 个碱基对。因为不知道那些剩下的部分是干什么的，他们将其称为"垃圾 DNA"。

2000 年之后，研究者着手研究出了这些占总体几乎 80% 的 DNA 的功能，它们现在更受重视，被称为"非编码 DNA"。非编码 DNA 的功能是调控基因表达——何时何地开启，以何种体量表达。因为每个细胞都有 DNA 组成和一套完整的基因，这些基因表达的开关对于细胞能表现得如此不同——例如，肝细胞和心脏细胞、脑细胞和皮肤细胞或者骨骼细胞截然不同——是至关重要的。非编码 DNA 的"开关"作用确保只有与器官相关的基因才会在这种器官细胞内激活，其他不相干基因则保持沉默。

当基因开启时，它的配方被解读出来制造成一种蛋白质。为了使之顺利进行，需要先分离 DNA 的双链，这样里面的遗传信息才能裸露出来。这里我想将把 DNA 比作带横档螺旋绳梯的比方换成带齿的拉链。一种叫作解螺旋酶的小装置解开位于携带相关基因染色体中的 DNA 分子，然后拉开拉链使里面的配方可以被解读。DNA 居于细胞核内，但蛋白质在细胞的身体——核外的细胞质内制造。因为 DNA 分子太大，穿不过细胞核外膜的孔道到达细胞质，所以 DNA 上的遗传信息需要先经过复制，通过一种叫作聚合酶的小装置复制到一种更小的叫信使 RNA（mRNA）的分子上。这一过程形成了 DNA 的一条互补单链。信使 RNA 随即离开细胞核前往位于细胞质内的蛋白质装配工厂——核糖体。

蛋白质由氨基酸构成，有 20 种不同的氨基酸。来自基因的指令决定哪个氨基酸以何种顺序和多少数量被使用。为了完成这一过程，代表基因碱基对序列的简单字母 ATGC 需要翻译成更复杂的"词语"，所以核糖体蛋白质工厂以核苷酸三联体为单位阅读信使 RNA 链的线性信息。这些三联体单位或者称为"词语"，又或者称为密码子，它们决定应该使用哪些氨基酸来制造某种特定的蛋白质。氨基酸被转运 RNA（tRNA）从细胞其他地方带到组装点——核糖体，核糖体停在适宜密码子上，然后安置相应的氨基酸货物。当所有氨基酸就位后，它们连成一条链，然后脱离信使 RNA 前往细胞另一个位置等待被折叠。这一过程非常重要，因为蛋白质功能不仅由氨基酸组成决定也由它的折叠方式决定。

p53 故事中另一个重要的生物学过程是 DNA 复制，它发生在细胞准备分裂的时候。在此过程中，聚合酶再次解开 DNA 螺旋，然后打开它——不是全部打开，而是一次一段。一种叫作单链结合蛋白（SSBs）的小分子，会暂时附着于每条单链上使它们被复制时能稳定下来并保持分离状态。然后 DNA 聚合酶带着新核苷酸——之前描述的纳米尺度的乐高积木——沿着每条单链前进将之连接到旧核苷酸上，以常规碱基配对方式——A（腺嘌呤）和 T（胸腺嘧啶）配对，G（鸟嘌呤）和 C（胞嘧啶）配对——逐个合成一条平行的 DNA 链。聚合酶的一个亚单位跟随其后，"校对"新 DNA 是否正确地复制。最后，一种叫作 DNA 连接酶的酶"胶水"将这些 DNA 复制片段连成能自动缠绕自身的连续性双边链。

在复制的新 DNA 中，双螺旋链的一条来自原链（父链），另一条是全新的复制链（子链）。两份完全相同的遗传物质为细胞做好了分裂为两个细胞的准备。这一过程如此高效，即使我们身体在修复和更新组织、我们的头发和指甲生长时数百万细胞无休止地发生着复制，每一次复制中突变——逃脱校对的错误——的发生率也只有十分之一的九次方。

值得一提的是这些理解生命运转的知识奠基于沃森和克里克发现的 DNA 结构上。双螺旋——在他们发表在《自然》杂志的论文里由克里克的妻子奥迪尔（Odile）所画的螺旋形楼梯——是 20 世纪科学的标志性图像之一。然而在 1953 年这篇宣告此发现的论文发表时，只有同一领域一小部分极度聪明和野心勃勃的科学家注意到了——他们中的一些人正在冲刺着想要首先发现它。

至于媒体，只有一份报纸——英国的《新闻纪事报》（*News Chronicle*）——撰写了一篇关于"一个使你成为现在这种人的令人兴奋的发现"的报道。在差不多十年内，只有很少的一部分科学家在专业期刊发表的 DNA 论文中提及双螺旋。它是一种精美雅致的模型，但是许多生化学家，沉迷着研究细胞如何合成蛋白质，缺乏对基因的认识和研究——在 20 世纪 50 年代早期基因还只是一种抽象概念。

我们站到了挂毯的背面——各种颜色、织脚和线头混杂在一起。但是请放心，另一面肯定有一幅图案。

——无名氏（Anon）

第5章　克隆这个基因

本章我们将了解克隆 p53 所面对的巨大技术困难和白热化的竞争，它是了解这个基因以及这个蛋白质如何工作的第一步。

双螺旋所遭遇的冷淡反应和迟钝承认——最终詹姆斯·沃森、弗朗西斯·克里克和生物物理学家莫里斯·威尔金斯（Maurice Wilkins）直到 1962 年才获得诺贝尔奖——是有启发性的。这就是科学，彼得·霍尔说："就像一个人在黑暗小屋里，拿着一支笔式火把。他只能看见前面一小块地方。只有得到更多光亮的时候，他才能看清楚整个环境。"

在得到 p53 的克隆前，科学家在黑暗中摸索，甚至连一支笔式火把都没有。在 20 世纪 80 年代早期，为了克隆出这个基因，或者说得到这个基因的完全复制品，英国、美国、俄罗斯、以色列，竞赛在全世界各个实验室之间展开，因为这是弄清楚它是什么以及如何运作的关键一步。第一个成功的人是摩西·奥伦（Moshe Oren），这一工作开始于他在阿尼·莱文实验室读博士后的时期，完成于以色列的魏茨曼研究所（Weizmann Institute）。而在这项研究完成 30 年后，10 月的一个炎热下午，我在他的

抑癌基因

研究所对他进行了采访。他的小办公室在该研究所顶楼，视野可以看到广阔的天空，我一进去就闻到了柑橘的香味。奥伦坐在办公桌后，面前放着一小堆橘子皮和橘子籽——他告诉我，这是他那天早晨从自己花园里摘的克莱门氏小柑橘，然后递给了我一捧。我们一边吃着这些甜美的水果，一边愉快地聊着。

"我当时正在寻找新项目，因为我需要一点改变。而人们正在开始把视线转向这种有趣的蛋白质，克隆出这东西就是我的机会。"他回忆道，"在那段时期，克隆存在很大的技术困难。从我说'好，我要开始克隆p53'开始，大概花了两年半时间才真正把它克隆出来。我们做了很多实验设计，尝试了很多不同的方法，其中也有过诸多失败。看看我们现在的进步，太让人惊讶了：现在克隆一个基因不值一提，可能都已经成为高中作业了！但我们当时做的时候可用的工具非常有限，只有很少的几个基因被克隆了出来，而且这几个基因的每个都是靠着各种简易技巧才被克隆出来……难度系数非常大。"

想完成克隆最难的是，在一条连续性的DNA链中确定单个基因的位置——这个基因在哪里结束，下一个基因在哪里开始？奥伦的策略是，在基因开启后才去找这个基因，这个时候基因对应的DNA片段已经被复制或者说转录到信使RNA（mRNA）上，准备离开细胞核前往细胞质内的核糖体——蛋白质制造工厂。通过使用抗体从大量同时制造的蛋白质里面识别p53蛋白质，他提取到了相关的蛋白质工厂和信使RNA片段。他使用信使RNA作为模板，按照碱基配对原则将新的核苷酸一个接一个地连上去，合成了"互补"DNA（cDNA）。他希望这个"互补"DNA可以给出p53基因的完全拷贝——或者至少也是负责合成蛋白质的那部分基因。

为了大量扩增这些"互补"DNA小片段，他将之转移到一种细菌——大肠杆菌里面，你应该记得阿西洛玛故事里提到过这种细菌，它是生物工程里的主力军之一，因为它易于操控，在营养条件好的时候，能高效地吸收新遗传物质并高速产生克隆体。为了将"互补"DNA转入这种细菌里去，奥伦必须使用合适的载体——能穿透细菌壁驻扎进去，且不会杀死细菌的东西——基于此他选择了质粒。

质粒是大小介于1 000到10 000碱基对之间的微小环状DNA，在某些细菌内部到处飘浮着这些东西，独立于它们的常规基因组之外。当细菌死亡时它的身体（一个单细胞）裂解开，质粒会散布到环境里面然后通常被别的细菌吸收，再表达这些质粒编码的新特性。这就是重组——阿西洛玛会议曾辩论过，在今天仍在引发社会争议的现象的本质，它为克隆者提供了神奇的工具。科学家将质粒放入目标基因的"互补"DNA 片段溶液中，然后使用一种"剪切"工具——一种酶——在质粒环上剪开一个缺口，这样新物质"互补"DNA 就可以插入到缺口位置。稍微诱导一下，"互补"DNA 就会自动移到缺口，被溶液中加入的"修复酶"连接上去。现在这个质粒就成了重组 DNA 分子——一种具有不同生物来源遗传物质的混合体。克隆者随即将之加入到另一种含有大肠杆菌的溶液，或者任何他或她决定用作"克隆工厂"的东西，然后等待它自己找到办法进去发挥作用。

"理论上这看起来非常简单，"奥伦说，缓缓地摇了摇头，回忆起那几个月的反复实验，以及在大多时候，生物学研究工作带给他的沮丧。"实际上，我们花了一年时间，试了很多方法都没能成功。然后我们试了最后成功的这个办法，但在找到真的克隆体之前我们也得到了很多假阳性结果。"最棘手的部分是使质粒载体接受新货物——p53 的"互补"DNA 片段。奥伦和他的科研助理每次筛选 10 个质粒——而不是一个一个地去看他们是否成功——这个单调乏味的工作吞噬了他们生命中近 18 个月的时间。

"这个克隆步骤最终还是效率太低，真正包含 p53'互补'DNA 的质粒克隆体比例极低。我们不得不筛检数以百计的克隆体——实际上我想有 1 800 个——才得到第 1 个阳性克隆体。"这是奥伦科研生涯最令人兴奋的时刻之一，他笑着告诉我。他和同事把结果发表在 1983 年的《美国科学院院报》上面。

与此同时，回到普林斯顿，阿尼·莱文开始与制药公司基因泰克（Genentech）（美国基因工程技术公司）以及他们的一个克隆专家黛安娜·彭尼卡（Diane Pennica）合作，在奥伦回到以色列之后继续寻找 p53 克隆体。他们使用和奥伦不同的策略及不同的细胞类型也成功了，并将结果发表在第二年的《病毒学》（Virology）杂志上面。

其他人也在同一条路上紧追不舍，到 1984 年，科学出版界发表了一批不同细胞来源的 p53 克隆体，并在各个实验室限制流通。其中的一个克隆

抑癌基因

体由伦敦的约翰·詹金斯（John Jenkins）获得，他是英国仅有的几个掌握克隆技术的人。因为当时欧美围绕重组 DNA 的争议氛围阻碍了遗传物质操控技术的发展。詹金斯是科学的迟到者，他发现自己不适应学校，于是很早就离开学校，他当过工人和园林美化师，最后才回来继续接受教育。他还记得为了获取克隆体所产生的激烈竞争。"很显然，人们被自己的职业野心所驱动——但某种程度上打败对手的乐趣是纯粹的。我的意思是，这是一项竞争性的事业！过去是，将来也会一直是。"像奥伦一样，詹金斯记得克隆 p53 有多么艰难。这是科学的最前沿。"最前沿的每件事情在那时都是挑战。"他评论道。

对于后代生物学家来说，很难理解在 20 世纪 80 年代早期克隆是多么具有挑战性。"关于这个，最好的故事是很多年以后，"詹金斯说，"我实验室的一个家伙帮我清理办公室。我们翻到好几份我的博士论文，她说：'噢！我能拿走一份去读读吗？'我说：'当然可以，没问题，一点旧历史……'后来她把论文还回来，说：'我不敢相信！你什么都没做，你就因为这个得到了博士学位？'我说：'听好！在做这些工作的时候你不得不自己亲手制作酶……那时候可没有什么试剂盒……任何你现在认为理所当然的东西那时都没有，所以要花很长的时间——当时很棘手。'"

事实上，在这个竞争白热化的 p53 克隆比赛中，在终点线击败奥伦、莱文和詹金斯的是一名叫作彼得·丘马科夫（Peter Chumakov）的俄罗斯科学家，他在莫斯科的分子生物学研究所工作。尽管丘马科夫早在 1982 年 12 月就在一份西方国家少有人读的俄罗斯语杂志《苏联科学院院刊》（*Proceedings of the Academy of Sciences of the USSR*）上发表了结果，但他的成就一度不被苏联之外的人注意。回到 1979 年，当时丘马科夫完成了他关于猿猴空泡病毒 40（SV40）的博士论文，在寻找可以揭示大 T 抗原如何致癌的项目时，他获悉了 p53 的发现。因为被 p53 所振奋，他决定克隆出这个基因来为进一步的研究提供材料。

但是丘马科夫遇到的挑战比他的西方竞争者更大。他在莫斯科的实验室，连一些最基本的设备都很短缺，比如说试管和吸管，他不得不清洗后再重复使用。他还不得不向美国得克萨斯州的科学家伊丽莎白·格尼（Elizabeth Gurney）邮购其制作的 p53 特异抗体，他认识到这一抗体对他的克隆尝试非常重要。他没有抱多大希望。"我想即使伊丽莎白决定寄来样本，这样一个内含可疑试管的包裹要么被苏联边境拦截，要么被西方经常发生的邮件审查拦截。"他告诉我。但他运气不错。一天，在拜访隔壁实验室的一个同事时，他注意到一个外国样式的小包裹躺在办公桌上，他好奇地翻过来看了一下。令他惊讶和高兴的是，他发现包裹就是寄给自己的，里面有一小瓶抗体和一封来自格尼祝他成功的信件。

出乎意料的好运鼓舞了丘马科夫的士气，他决定完成自己的任务——特别是在与外部世界的联系中，他认识到他不是唯一一个在尝试克隆这种重要基因的人。在论文被翻译为英语后，他最终被承认为第一个成功者，并开始受邀参加国际 p53 会议。"我的实验室充满着热情和希望的美好气氛，能与生命科学中的这些精彩发现联系在一起，我们真的感到很幸运。"他如此评论。

对于所有参与的研究团队的人来说，克隆出 p53 后的下一步工作是确定这个基因的序列——即碱基对 A（腺嘌呤）和 T（胸腺嘧啶）、G（鸟嘌呤）和 C（胞嘧啶）所拼写出的词语，这些词语决定了这个蛋白质的氨基酸成分。"即使在那些日子，测序也不是非常难，"奥伦评论道，"比克隆容易多了。但需要全手工操作：你不得不手工准备 DNA 和所有的试剂然后跑电泳和做所有事情。你不得不自己去读取和破译它。会有很多错误，这个方法不够精确，但并不是一种技术挑战。到我需要用到它的时候已经有一名技术员在熟练操作这个工作了。"

有了测序提供的信息和充裕的克隆体供应——一些是全基因，一些是该基因的重要片段——现在研究者准备开始研究 p53 在细胞内的功能了。

就像所有遇到新问题的人一样，科学家也从他们已知的知识入手。通常他们在看不到海岸线的情况下航行时，既不在理论推导里也不在实验桌上。

——霍勒斯·弗里兰·贾德森
（Horace Freeland Judson）

第6章　乌龙身份案

本章我们将介绍：（1）发现人类的所有细胞中存在潜在的癌基因；（2）了解是什么突变使癌基因变得危险；（3）得知几乎所有人都曾错误地推断 p53 是一个癌基因。

在研究 p53 发挥什么功能时，许多研究者脑中出现的答案是癌基因，因为当时人类 DNA 中的第一个癌基因刚在几个月前即 1982 年被发现。癌基因研究的先驱之一，鲍勃·温伯格再次站到了前沿。这里我们需要重溯一下癌基因的历史。

温伯格出生于美国宾西法尼亚州的匹兹堡市（Pittsburgh），并在美国长大，抚养他的是父母和祖父母，他们在 20 世纪 30 年代晚期从欧洲避难来到美国。他的父亲是德国的牙医，纳粹势力扩张时，他看到墙上的标语后就开始偷偷把钱转移到荷兰的一个兄弟那里。当 1938 年最终逃到美国时，他已经有了足够的积蓄在新家接受再教育和再认证以继续从事牙医工作。虽然年轻的温伯格没有直接体验过法西斯，但他在欧洲的家族成员所遭受的苦难——很多人没能逃离或在大屠杀中幸存下来——渗入了他的意识中，他带着对生活无常的敏锐感受长大成人。"我父亲对我说过的一点就是，'成功和取得成就非常棒，但不要太招摇，免得那些褐衫队（纳粹冲锋队，着褐色衬衫——译注）的人哪天晚上过来把你带走'。"

尽管这个留着大胡子，有着自嘲式幽默感以及伍迪·艾伦（Woody Allen）式脸庞的男人坚称，他最快乐的事情是穿上沾满泥巴的工作装，比如在自己花园里做陶工，或者劈柴。但毫无疑问，当时有三个不同实验室同时做出了首个人类癌基因的重大发现，在那一大堆科学家中，他是最为显眼的（其他两个团队的领导者是贝塞斯达国家癌症研究所的马里亚诺·巴瓦西德和冷泉港的迈克尔·魏格勒）。他和他的团队并没有被本书第2章提到的那次加拿大科学家欺诈丑闻吓住，仍然继续研究他们在1979年发现并报道的现象——啮齿动物细胞内含有能被化学致癌物激活的潜在癌基因，和病毒感染引起的一样。到1981年，在激烈的竞争中他的实验室和哈佛医学院的杰弗里·库柏（Geoffrey Cooper）实验室同时揭示：人类肿瘤细胞中也存在癌基因。

两个实验室的研究者都使用了一种相当新颖和巧妙的"转染"技术。这个技术将肿瘤细胞提取的纯DNA切成小片段，然后置入受试的正常细胞溶液中。通过摆弄这一溶液，科学家可以诱导细胞吞入一些漂浮于四周的纯DNA，然后整合到自己的基因组里去。研究者随即将细胞放在培养皿里培养，再寻找它们癌变的证据。人体身体里的细胞彼此在不停地交流：正常细胞遵守指令确保有序生长，通常它们一旦在培养皿里长成一层覆盖表面空间的细胞后，就会停止分裂。癌性细胞则不守规矩：它们混乱地交流，相互堆积在一起，在培养皿里形成了杂乱的细胞团块，被称为病灶（foci）。因此，温伯格和库柏团队寻找的就是病灶——并最终找到了它们。

找出这个或多个特别的相关基因是一份非常辛苦的排除工作。它意味着一次又一次对肿瘤细胞的不同裸露DNA片段进行重复实验。但是这三个相互竞争的研究团队一年内都成功了，并在1982年夏天发表了他们的结果。他们在人类肿瘤DNA中发现的癌基因有一个名字叫Ras。与瓦默斯和毕晓普发现癌基因Src的故事相似，Ras基因与一种在病毒里面发现的癌基因同源（意思是非常相似，并提示具有共同的进化学祖先）——大鼠肉瘤病毒被发现于 20 世纪 60 年代。

第二年，即 1983 年，英国伦敦皇家癌症研究基金会的迈克·沃特菲尔德（Mike Waterfield）发现了一种能导致猴子发生肉瘤的病毒，它在进化史的某个时期劫持了人类一个控制生长和修复的基因，而且这个基因对伤口愈合特别重要。这进一步证明，人类自身正常 DNA 的一部分基因，除了在细胞中的正常功能外，在某些特定情况下可以对人体造成危害。

但什么是特定情况？在第一个人类癌基因被发现的时候，没人知道致癌物——无论是化学物、感染或者电离辐射——是通过损伤我们的 DNA 来发挥作用的。但鲍勃·温伯格的直觉是，突变可能是激活潜在癌基因的关键。他再次面临质疑：质疑者指出，一些化学致癌物并不会导致突变。"我没有被困扰，"在一篇关于人类癌基因发现的文章中他嘲讽道，"我认为一个简单的好理论不应该被复杂的事实所伤害。"

温伯格的直觉被证明是正确的，他和他的共同发现者很快就发现，仅仅单个核苷酸发生改变，就可以使 Ras 基因（其发挥着调控生长、分裂和分化这些人体细胞正常活动的中心作用）变得危险。如果这一突变发生在基因的敏感位置，可以使 Ras 被永久性的"激活"，无视其接收的任何信号，从而使细胞不受监察地生长和分裂。这是一个重要的发现，是在最基础水平上对癌症机制的另一个重要洞见。为了向人类 Ras 基因及其激活机制的发现致敬，《自然》将 1982 年命名为"癌基因之年"。

那个时候没人知道找到 Ras 会有多么的重要。现在我们知道了，这个基因在大约四分之一的肿瘤中都发生了突变，包括大概一半的结直肠癌和 90% 的胰腺癌。但在科学家继续研究癌基因（不管是病毒来源还是细胞来源）的时候，他们觉察到了一个重要的警告信息：单个癌基因单独作用还不能产生肿瘤。为了充分扰乱细胞的正常调控机制以产生癌症，癌基因需要相互协作。研究者起初只知其然，不知其所以然。例如，把 Ras 与 Myc（另一个在病毒和动物包括人类的 DNA 中发现的强力癌基因）一起放入细胞后，效应非常明确，甚至产生了戏剧性的效果。

抑癌基因

p53 看起来像癌基因

1984 年，当研究者开始利用新获得的 p53 克隆体寻找其功能时，他们很快得出结论，它也是一种癌基因。这是他们最先开始验证的想法之一，通过经典的试验（将强大的 Myc 基因和另一种癌基因配在一起），将 Myc 基因替换成 p53 基因，来看它是否有同样的效应。"我们将 p53 和 Ras 基因放在一起，其他一些人将它和别的癌基因放在一起，我们都获得了阳性的结果，"摩西·奥伦说，"从一开始实验结果就和 Myc 基因很相似，不过没有那么剧烈，效率也要低一点。所以给人的感觉就是：p53 是一种癌基因。不像 Myc 那么强，但是没关系，也许 Myc 是国王，p53 则是个普通骑士！"

癌症形成的一个关键条件是细胞变得"永生化"——也就是说，能超越细胞分裂次数的自然极限。单独一个癌基因发挥作用就能完成这关键一步，使细胞处在癌症边缘，更易被另一个癌基因的第二次打击所损伤，最终完全沦陷。隐匿在英国南部萨里郡奥克斯特德（Oxted，Surrey）乡下的玛丽·居里（Marie Curie）研究所的詹金斯团队发现，他们所获得的 p53 克隆能够使细胞永生化。

另一个提示他们所研究基因是癌基因的线索是，它在所转化的癌细胞中制造了太多的蛋白质——科学家称之为"过表达"。"那个时候将癌细胞内过表达的蛋白质推断为癌基因是一个相当标准的做法。"奥伦说，"病毒就是这么转化细胞的，教科书也是这么写的，每个人都这么认为。瓦默斯和毕晓普在那个时候因为他们的 Src 基因（萨克基因，肉瘤基因）研究工作得到了诺贝尔奖，而一般的教条是：癌基因就是癌细胞里过表达的基因，也是癌细胞形成的原因。所以这次我们有了一个完美的候选者：这是一种在癌细胞里过表达的蛋白质，对不？p53 看起来正像任何一个普通的癌基因。"

但是，就在其他人似乎都从他们的 p53 克隆中得到了明确的好结果时，普林斯顿的阿尼·莱文却一次又一次地徒劳无功，并且渐渐变得十分沮丧。"我们看到摩西团队和温伯格发表的结果说它能转化细胞。我们看到詹金斯发表的结果说它能转化细胞，克劳福德也发表了同样的结果。而我们的克隆没法重复这样的结果。我们快被压垮了！"他告诉我。"我的实验室有两个人在研究这个项目，一个叫菲尔·海因兹（Phil Hinds）的研究生和一个叫凯茜·芬利（Cathy Finlay）的博士后，他们眼睁睁地看着别人发表结果但自己却无法实验成功……"

像其他所有人一样，莱文团队所做实验的目的是为了验证他们的直觉（基于当前的所有证据）——p53 是癌基因，所以自然而然地将他们独一份的阴性结果当作是实验失败，看来简单又清楚，他们得到了一个哑弹克隆体。但他们总感觉有什么东西不对。当其他克隆者发表了他们的基因序列时，莱文团队注意到，他们自己的克隆体有一个密码子（代表所编码蛋白质一个建筑单位）不一样，但他们还是认为无关紧要而将其忽视了。那时候测序还是一个手工劳动，是人而不是机器在产生并解读测序的结果，所以你不得不给人为误差留点空间。

"那时出点测序错误并不值得骄傲，但也不是什么大差错，"奥伦同意这种说法。"你看到这里有点不同，没什么关系——因为大体上我们能看出蛋白质是什么，而且从生物学上来说我们看到这个和那个蛋白做着一样的事情，所以我们感觉没什么。因此我们没有花时间去思考一个氨基酸的差异有什么意义。我当时倾向于认为他们的那个氨基酸是错的，而我的是对的，但我们处理的是同一个东西，所以谁真的会在意这个呢?"

莱文和他的团队却非常在意，因为他们在苦苦思索自己的失败。他们询问曾是实验室一员的奥伦，能否提供一份他的克隆体试试运气。奥伦很乐意帮忙，果然普林斯顿团队重复出了他的结果。现在他们都知道了，这单个密码子的差异有意义。它开始在他们心中埋下了怀疑的种子。在一次他们的例行会议中，奥伦到了莱文位于普林斯顿的办公室，然后菲尔·海因兹制作了一张清单，列出了文献里各个实验室报道的所有克隆体序列。唯一没有生物学效应的克隆是阿尼·莱文实验室制作的，奥伦回忆道，"这非常有启发性，因为到会议结束的时候就很清楚了，所有观察到生物学效应的人使用的都是 p53 突变体的克隆——序列上看很明显。阿尼·莱文使用的克隆体则是唯一没有突变的。他得到了一个正常（或者说'野生型'）基因的克隆体。"

抑癌基因

"但我们并不是在一起坐在那里时,才突然认识到这个——它一直在我们脑中缓慢地酝酿并最终会聚在那次2—3小时的会议里。如果对信息进行单独分析,你很难分辨谁对谁错,你需要所有的点滴信息到位,才能知道什么是普遍情形,什么是个别现象。"

这是一个极重要的发现,但花了一段时间才被人们完全理解。除了那些仍在跟风克隆和验证它的人之外,科学界对p53的兴趣减退了,因为那些早期实验显示,它并不是每个人曾期待的新事物,它"仅是另一个癌基因",还是一个弱小的癌基因。此时,在高度竞争的分子生物学领域寻找工作和前进道路的年轻科学家被警告远离p53,因为它已经是个没前途的主题了。甚至一些从这个新基因发现之初就投身该领域的保守派也考虑放弃这条路,转向新的挑战。

差不多10年间,p53研究都是一潭死水。但,当人们开始觉察到多年来他们是被突变体带错了路的时候,一个巨大的疑问同时出现在了很多人脑中:如果p53不是一个癌基因,那它会是什么?

小伙子，科学是由很多错误构成的，但是犯这些错误有益处，因为它们能一点一点地指向真理。

——儒勒·凡尔纳（Jules Verne）

第7章　新角度看癌症

本章我们将得知肿瘤抑制基因的革命性发现——这种基因的职责是通过侦测和消除 DNA 受损的细胞来保护我们免患癌症。

回顾历史，有许多 p53 的实验都对其真正功能提出了疑问。瓦尔达·罗特（Varda Rotter）在魏茨曼研究所摩西·奥伦楼下两层的实验室工作。她现在六十多岁，个性鲜明，长着花白的短发，是一位健美、时尚、活泼的女士。她在很早的时候就开始研究 p53，当她的研究结果挑战主流想法时通常她都会选择逆流而上。罗特对工作的激情显而易见：这个基因几乎是她生活中的一个活的人物。她用类似于"漂亮"和"怪物"以及"精神分裂人格"这样的词语来描述它。而且她在雷霍沃特（Rehovot）办公室的墙上挂着一些她孙女画的将 p53 描述为天使和魔鬼的绘画。她开朗地笑着，动情地叙述她的家人如何看待她对工作的痴迷。罗特在进入诺贝尔奖得主和病毒学家大卫·巴尔的摩位于麻省理工学院的实验室读博士后时，她的女儿还很小，她的家庭刚到美国不久。"有一次，在学校被问到家长是干什么的，我的大女儿回答道：'噢，我们有一个爸爸和一个 p53！'"

抑癌基因

"我带着全部感情投入工作，这就是我。甚至今天我们系的领导还说：'为什么你要这么激情地给我看这么普通的结果？'我说：'噢，你看不到吗，这是一个突破。'她说：'每天一个突破……'"罗特笑着模仿她同事恼怒的口吻。"但是我认为，如果没有这种态度的话，你无法在科学中生存下来。"她从理论上总结了一下。

1984年罗特正在制作自己的p53克隆体，还在进行病毒感染血细胞致白血病的实验。历史对于亚军来说是残酷的，否则她现在可能也在享受发现p53的赞誉，因为她自己曾经在研究中撞见过这个基因，当时是20世纪70年代末期，她研究一种小鼠病毒和该病毒携带的一种名叫"Abelson"（或简称Abl）的癌基因。像其他人一样，在努力将Abl蛋白质从癌细胞的其他物质中分离出来的时候，她发现总会顺便带出来另一种分子量接近53千道尔顿的蛋白质。但她的发现被莱恩、莱文和其他人掩盖了，因为他们的发现发表得更早。在白血病细胞的后续研究中，罗特的结果则和其他大部分研究p53功能的人非常不同。非但没有看到p53蛋白质的过量，她根本就没找到——这个基因好像丢失了。同样研究白血病病毒的加拿大研究者也发现了同样的现象——大部分的血癌细胞没有显示出一点p53活性。

在这两个团队发表他们的研究结果时，关于p53功能的争论正处于高峰。所以我很好奇，其余科学家如何将这样的结果与蛋白质过表达即癌基因标志的流行观点对上号？"合理化解释，"摩西·奥伦回应道，"人们知道在生物学上白血病往往与实体肿瘤不一样。所以你可以这么说，没关系，好啦，也许白血病是另一回事——我们不懂白血病中的p53，但是我们知道，在典型癌症类型中p53的行为就和癌基因表现得一模一样。"

但不是每人都被这个观点说服。1982年莱昂内尔·克劳福德的实验室发表了一篇关于乳腺癌病人的研究论文，他发现几乎十分之一的病患女性血清里都有p53抗体。这意味着，实际上，这些女性的免疫系统是在准备攻击她们自身的蛋白质，就好像是对待一种外来侵入者一样。克劳福德观察到的现象被广泛地忽视，因为那时没人知道怎么去解释这种现象。但是这吸引住了蒂埃里·苏西，他仍在巴黎皮埃尔和埃弗利娜·梅的实验室工作。

苏西试图从这些拼图碎片中抽身而出以便更好地看清全局，他想知道：大部分实体肿瘤产生了过量的 p53 蛋白质，某些案例中这种过量能触发免疫系统产生抗体，这两种现象是否有关联？这是不是提示：这种蛋白质——以及制造它的基因——是一种突变体所以才功能异常，导致免疫系统将其识别为外来物？这个提问带着不祥的预兆，因为如果事实如此，就意味着：如果要重新发现 p53 的真正本质，一切都必须推倒重来。

艾尔弗雷德·克努森和"二次打击"假说

为了追寻这一真正本质的线索，我们需要把时钟拨回到 20 世纪 60 年代末期，与儿科医生和博学家艾尔弗雷德·克努森（Alfred Knudson）会一下面，他当时在得克萨斯州休斯顿市（Houston，Texas）的 MD 安德森癌症研究中心（MD Anderson Cancer Center）工作。在这里克努森提出了肿瘤形成的"二次打击"假说，掀起了一场癌症研究的革命。二次打击假说是 p53 历史里如此重要的一个概念，而克努森这个人的信息又如此稀少，以至我决定亲自去找他倾听一下他的故事。2012 年 7 月，一个炎热的下午，我飞到费城，那是他和他的妻子安娜·梅多斯（Anna Meadows）居住的地方，他的妻子是一位儿科专家。

到达他家位于城市中心的复式公寓后，我被带进了一间宽敞、精致的画室，地上铺着厚厚的奶油色地毯，光线和空间良好，窗外可以俯瞰费城狭窄的林荫道、红砖房子、小花园。克努森的公寓墙上挂着一些艺术品——这些油画和拼贴画的颜色如此浓烈、构图如此引人入胜，很快就吸引了我的眼球并引发了我们之间的对话。但最吸引我注意的是一座显眼的真人大小的雕像，细长的人像由废金属制成，有着一只大眼睛，上面挂着钉子制成的沉重睫毛。克努森在一次费城室外艺术展上看到了它，它如此恰当地对应了艾尔弗雷德关于视网膜母细胞瘤的学术工作，所以他们买下了它。那是一种发生在眼部的儿童肿瘤，激发他产生了"二次打击"假说的灵感。"这是阿尔（弗雷德）一个科研同事的妻子索伊拉·佩里（Zoila Perry）的作品，"安娜解释道，她是一位娇小而优雅的女士，散发着活力和使命感。它之所以吸引了克努森，是因为那只眼睛从一边看是蓝色的，

抑癌基因

从另一边看是绿色的，似乎代表着"二次打击"。"我们两人都研究视网膜母细胞瘤——阿尔研究的是遗传学方面，而我研究的是临床方面，包括拯救眼睛的新疗法。"安娜评论道。

那天晚上，我们三个人从冰箱里拿了一瓶白葡萄酒，走进温暖的夏夜去克努森最爱的一家意大利饭馆吃晚餐。第二天，艾尔弗雷德·克努森和我一起步行穿过城市走到内科医生学院。我们被带进这里的图书馆，那是一个异常安静的场所，沉沉的门后面是深色木头和积满灰尘的书籍，我们坐下来开始交谈。克努森现在九十多岁，是一个满头白发、中等个头的瘦小老人，他带着低沉缓慢的嗓音，在讲话的时候会凝视着你的眼睛。

1922年他在洛杉矶出生，是他们家族第一个上大学的人，但他早在高中时就感觉到，从事学术将是自己一生的命运。那时，他想着自己会成为数学家或物理学家，但命运之河将他带向了医学。他上了加州理工大学（Caltech, the California Institute of Technology），在那里他选修了化学、生物学、物理学和数学，他低沉地轻声笑着说："我讨厌承认我当时有多幼稚——你也会觉得好笑……我得出了结论，他们已经知道了物理学的一切，这并不像是一个可以投身的非常有趣的领域！"另一方面，生物学因为它的多样性吸引了他，他最终决定选择生物学中的遗传学，看起来它综合了生物学和他钟爱的数学。"很显然，人类遗传学里，有很多东西等待发现，因为人们那时对遗传和疾病几乎一无所知。"

1941年12月，美国进入第二次世界大战时间，克努森还是加州理工大学的学生，他被告知留在学校最大的希望是参军并申请学习医学或者工程学，这两个专业被认为是战略性技术而被政府所资助。"我认为，我不想学工程——反对理由与物理学一样，甚至更严重！"他接受了纽约哥伦比亚大学医学院（Columbia University Medical School）的一个机会，平生第一次离开了南加州。他决定学习儿科学。"儿童有一些很有意思的遗传疾病，而且我曾上过胚胎学课程，当时就想，这是一个落后于时代的伟大领域——这里有各种各样的可能性。我想，儿科学将给予我整合遗传学和发育生物学的机会，它也确实做到了。"

克努森与儿童癌症的第一次严肃遭遇发生在他到纽约医院当住院医生的时候，当时他被要求到街对面的纪念斯隆·凯特林癌症中心待一个月。

"那儿有一个儿童癌症的小科室。有大概 20 个病人。我之前见过一个患威尔姆斯氏肿瘤（Wilms 肿瘤）（肾母细胞瘤，小儿的肾恶性肿瘤——译注）的儿童，以及一些得白血病的小孩，当我看到 20 个得癌症小孩的面孔，我被彻底震撼了……永远也无法忘却。"

克努森在朝鲜战争时申请参军，他相信他早晚会得到征召，但事实并非如此：他估计是因为前线对儿科医生的需求有限。在美国堪萨斯州罗利堡（Raleigh），练习了两年正步后，他感觉到生命正在流逝，他告诉我，他急于回到学术理论世界里。1953 年他回到加州理工大学读遗传学与生物化学的博士生，就在克里克和沃森解开 DNA 结构之谜后的几个月。这个研究所正处于遗传学研究浪潮的前夕，充满着知识的能量。分子生物学革命愈演愈烈。

带着博士学位，克努森来到加州杜阿尔特（Duarte）的希望之城（City of Hope）医学中心，领导一个专攻癌症的新儿科科室。但他是直到 10 年后休斯顿 MD 安德森中心招募他开展一个遗传学项目时，才发展出了癌症形成的二次打击模型。克努森指出，为了阐明癌症在分子水平上发生了什么，最好研究那些没那么复杂的肿瘤类型。"类似于息肉病的研究就有点让人绝望，你知道不？"（他解释，息肉病指的是肠壁正常组织的肉性增生，最终可以癌变，而且这种癌变的过程需要多年，可能会经过不同的途径。）"但如果一个小孩生来带着癌症，这就简单多了，这是我当时的想法。"视网膜母细胞瘤符合这个标准，这是一个理想的研究主题。

作为视网膜或眼睛感光细胞的罕见肿瘤，视网膜母细胞瘤几乎只侵犯 5 岁以下的儿童，因为它始于发育中的视网膜干细胞，就像身体所有器官的干细胞一样，这些干细胞在怀孕期和生命早期经历着爆发式的分裂和增长。这种疾病的一个早期症状是瞳孔内的乳白色混浊外观，如果得不到诊断和治疗，这在发展中国家常见，它会长成奇怪的海绵状红白肉状物，毁掉患儿的整张脸，并最终杀死他们。

克努森其实并未亲眼见过这种疾病的病例——实际上在那个阶段他为了集中注意力做遗传学研究，已经放弃了日常的儿科诊疗工作——但他运气不错。他发现有两个人——英格兰的一名儿科医生和 MD 安德森医院的一名眼科医生——保存了他们所见的视网膜母细胞瘤病例的详细记录。认

抑癌基因

真钻研了这些丰富的数据矿藏后，他观察到这种疾病既在家族中聚发，也在人群中散发，而且这两类病人有非常大的不同。家族聚发性儿童比那些没有家族史的病例发病年龄通常要年轻得多。而且他们倾向于双眼发生多个肿瘤，而散发型病人一般只发生单眼的一个肿瘤。

那么克努森如何解释他所观察到的现象呢？"惊人聪明的想法"，简洁而意蕴深远，这是近四十年后，彼得·霍尔在回顾这一历史时刻时所做的评论。这里简单地概括一下在费城那个安静的图书馆我们坐在一起时，克努森本人给我做的讲解。

人体的每一个基因，除了那些生殖细胞——卵细胞和精子细胞外，都由两份自身拷贝组成（即"等位基因"），一份拷贝遗传自父亲，另一份拷贝遗传自母亲。克努森认识到，在那些具有家族史的视网膜母细胞瘤病例中，致病的那个基因是被遗传的——尽管在 20 世纪 60 年代没人能够分离出基因或者将它们单独辨别出来。他相信，最大的可能性是这个基因只有一份拷贝或者一个等位基因——或者遗传自母亲或者遗传自父亲——在出生时就发生了错误，只有在另一个等位基因发生错误的时候，这种病才会发生。他的推理被事实所确认：在家族性病例中，并不是所有患儿的兄弟姐妹都会发生肿瘤，尽管他们都会遗传到来自父母的同样基因，具有同样的易感性。

在他的资料库里无家族史视网膜母细胞瘤病例中，这个基因的两份拷贝都随着时间非常偶然地发生了错误——这解释了为什么无家族史患者倾向于比家族性视网膜母细胞瘤患者年长，而且一般只发生一个肿瘤。

所有这些都提示克努森，在视网膜的发育过程中这个基因的一个错误拷贝，还不足以引发该处的肿瘤发生，另一份拷贝也必须得发生错误。但是——这是一个革命性的观点——直到正常的那份拷贝发生错误前，它似乎还能约束已然错误的另一份拷贝，使得细胞通常能完美地发挥功能。只有在两份拷贝同时发生错误的时候，细胞才开始出现错误行为并发展为一个肿瘤。换句话说，在克努森观察的所有病例中，某些东西似乎正在发生故障，涉及的细胞似乎正在失去正常功能。他提出，这些细胞发生的变化是：细胞增殖的某种刹车装置失灵了。这个假说如此简单，但是在 1971 年克努森发表他的"二次打击"假说时，它与当时癌症研究的潮流是背道而驰的，当时癌症研究致力于研究癌症的驱动力——新发现的癌基因，它代表的是功能的获得。他猜想存在一种地位相当但作用相反的力量，一种"癌基因对抗因素"（很快被重命名为"肿瘤抑制基因"）——当它被敲除时可以导致肿瘤发生——代表的是功能的丢失。

克努森建议这里可以用汽车作为一种好用的比方来更形象地表示癌细胞内部的作用力。将癌基因想象为油门，而肿瘤抑制基因想象为刹车：损坏的油门线可能会卡死，导致汽车失控地加速（功能获得）；刹车损坏（功能丢失）也会产生相似的效果，因为汽车没法停止。但是这个比方可以更深入一点，因为大部分汽车有两个刹车系统。如果一个系统损坏，你还可以使用另一个，而且必须是两套刹车系统都损坏才会导致灾难发生。同样，对于癌症涉及的肿瘤抑制基因来说，也需要基因的两份拷贝，两个等位基因同时失去作用。这就是视网膜母细胞瘤的重要教训，以及克努森"二次打击"假说的精髓。

基因抑癌 亨利·哈里斯也有同样的想法

克努森通过对资料的数学建模建立了他的理论。但其实有一些更直接的实验证据也支持了他的想法。这些证据来自肿瘤遗传学家亨利·哈里斯（Henry Harris）的实验室，他是一名顽固（自己承认的）并喜欢独立思考的澳大利亚人，他在 1952 年被澳大利亚同胞霍华德·弗洛里（Howard Florey）招募到牛津大学（Oxford University）一起工作，弗洛里因为与亚历山大·弗莱明（Alexander Fleiming）合作发现青霉素而出名，他俩因为这个发现获得了一次诺贝尔奖。

许多年后，在谈到他从悉尼搬到牛津的举动时，哈里斯告诉一个采访者："我在悉尼接到细菌学教授休·沃德（Hugh Ward）的电话，他说弗洛里在他办公室，我是否想见见他。我说：'我一定是在做梦，你说的是那个弗洛里吗？'他说：'没错，过来吧。'所以我丢下手头的工作过去了，弗洛里就在那里。他看起来非常像一个事业有成的商人，他说话方式非常简洁，他说：'沃德告诉我，你喜欢做实验，哈里斯，是这样吗?'我回答:'是的,我很享受摆弄玻璃器具,做点东西。'他说:'那么,你想到牛津来吗?'我说:'这就像问一个在沙漠里的人,他是否想喝点水。'"

这是一个病毒学家的时代,他们对于细胞最深层次活动的洞察如潮水般涌现,使整个癌症界都如此兴奋,以致他们关于肿瘤如何启动的理论——一般是细胞通过获取侵入性新力量而启动——掩盖了其他所有的理论。"我对这种统一意见的反应是不让步的怀疑,"哈里斯在为《美国实验生物学协会联盟》(FASEB)杂志所撰的一篇综述中如此写道。他指出,不管有没有借助病毒,人体细胞里突变自然发生的几率会造成这样的后果:如果恶意突变总是占据控制地位的话——也就是说,能无视细胞其他控制指令——几乎不会有小孩不带着已形成的肿瘤出生。

他的同事细胞生物学家乔治斯·巴尔斯基(Georges Barski)和弗朗辛·科纳费尔(Francine Cornefert)所做的实验,似乎证实了病毒学家们关于癌症驱动力的理论,但哈里斯被两位科学家在解释结果时所忽略的一些东西所触动。他们的实验将恶性小鼠细胞与正常小鼠细胞融合在一起,看哪一套指令优先(正常指令还是恶性指令)。当肿瘤及时地出现后,他们的结论是恶性细胞的遗传物质控制了正常细胞的遗传物质。而对于产生的肿瘤细胞染色体数量减少这个事实,他们认为无关紧要。哈里斯不同意这点。他在想,是不是在恶性化的过程中,细胞失去了本来可以抑制癌症的基因,而不是获得促进恶性转变的基因?这正是一些年以后,得克萨斯州的艾尔弗雷德·克努森在检视了来自视网膜母细胞瘤病例的证据后提出的疑问。

接下来的数年里,哈里斯和他牛津的同事与斯德哥尔摩一个拥有最佳实验材料的实验室合作,通过融合不同类型的癌细胞和正常细胞来探究这个疑问。他们的结论是:杂交细胞如果要产生肿瘤,就必须要丢失DNA的某些片段——这些片段在未丢失时,估计可以抑制恶性增生。他们在1969年将研究结果发表在《自然》杂志上面,比克努森所做的视网膜母细胞瘤研究提前两年——也在相应的单个或多个基因追踪技术成为可能之前。

哈里斯和克努森克服了支持他们理论的技术尚未发展的限制。他们超越了他们的时代，但他们的理论在癌症研究界几乎没有掀起一点涟漪。

基抑 囷癌 第一个肿瘤抑制基因被发现了

到 20 世纪 70 年代末期，事情开始发生变化，当时的细胞学家——研究细胞结构和功能的科学家——注意到在视网膜母细胞瘤儿童的肿瘤细胞里，13 号染色体不同寻常的短：它似乎失去了一大块 DNA。此外，在那些具有视网膜母细胞瘤家族史的儿童中，他们身体所有细胞的 13 号染色体都有缺失。这给研究者提供了寻找肇事基因的落脚点，一场寻找并克隆它的激烈竞争突如其来地开始了。这将是每个人都在寻找的新事物——也许可以解释他们在追寻癌基因过程中所忽视的许多异常现象。

然而，虽然这个发现已经相当缩小了搜寻范围，但寻找视网膜母细胞瘤基因仍是一项艰巨的任务，因为 13 号染色体是一个长达 6 000 万碱基对的巨大 DNA 分子。此外，科学家甚至还不确定他们寻找的是一个基因还是一堆共同发挥抑制肿瘤作用的基因。他们靠着几乎不太可能的运气得到了答案。一个名叫史蒂文·弗兰德（Steven Friend）的年轻博士后，在 20 世纪 80 年代中期来到鲍勃·温伯格实验室，宣布他想要克隆视网膜母细胞瘤基因。如温伯格所说，在听到这个新人的请求时他报以不加掩饰的惊讶，"什么？你到底想怎么做这件事？你对克隆一无所知，没人知道它究竟在 13 号染色体的哪个位置。"但弗兰德并没有知难而退。"别担心。我会做到的。"他说道。

带着这种温伯格所言"非理性的热情——十足的不理性和不合逻辑"，弗兰德发起了进攻。他与附近马萨诸塞州专科医院的医生特德·德里亚（Ted Dryja）进行合作，其在医院收治的病人包括视网膜母细胞瘤的儿童。德里亚没有受过分子生物学专业训练，在对小病人的关怀、对知识的好奇心以及学习一些 DNA 知识的欲望所驱动下，为了试图弄清导致这种致命疾患的根本原因是什么，而开始做一些实验研究。他将注意力放在 13 号染色体上，已经敲出并克隆了这个 DNA 的一些小片段。对他而言，这仅仅是一个获取一些基本技巧的方法，但这些克隆体制造了一些进一步研究该染色

抑癌基因

体的有用探针。德里亚在史蒂文·弗兰德开始搜寻后不久就与之共享了他的新工具，"你瞧，其中一个探针正好落在了视网膜母细胞瘤基因的中间，使得它被克隆了出来，"温伯格在麻省理工学院的演讲厅告诉听众。他用力张开双臂来突出 DNA 链的长度，然后挥舞手指表示这个探针不同寻常的落位点正中靶心，温伯格慢下声来，故意带着惊讶的感觉。"现在你们都清楚每条人类染色体有多少兆碱基长。你们知道这种运气有多么不可能——无论现在还是将来。但是它发生了……这就是'非主动得分'（棒球用语，因投球手失误而送给对方的分——译注）。这是一个了不起的发现。"

1986 年 10 月，史蒂文·弗兰德和特德·德里亚在《自然》杂志发表了他们的故事，现在整个世界都开始聆听。有一个叫韦伯斯特·卡瓦涅（Webster Cavanee）的科学家，当时是犹他（Utah）大学的博士后，早前曾将搜寻范围进一步缩小到 13 号染色体上一个特定区域，他发表在 1983 年的研究论文第一个证明了克努森的"二次打击"假说的正确性。听到这个基因被发现并克隆的新闻后，卡瓦涅评论道："我向这些家伙脱帽致敬。你可以说这是运气，但他们做了正确的实验，一次精致的实验，而且成功了。在人们停止称你运气好，并开始承认你是一个好科学家之前，你还要做什么？"

艾尔弗雷德·克努森也同样感到兴奋。"我很高兴这个被发现了，"他说，"以前，我们只能推导视网膜母细胞瘤基因的功能。现在有了这个基因，我们可以在事实基础上工作了。"

这不仅仅是一次范式转变——一种看待肿瘤形成过程的全新方式，将之看作是癌基因和肿瘤抑制基因两种力量之争，如上面提到的汽车油门和刹车的比方一样。它使得癌症最终被认为是一种异常行为。癌基因不是为了引发肿瘤而存在，肿瘤抑制基因也不是为了抑制癌症而存在：所有这些基因都有正常功能，包括作为建造和维护我们身体无尽循环的一部分，促进或者控制细胞生长。这些关键基因只有在被损伤并出现异常功能的情况下，才会获得致癌的能力。

就在不久后，当 p53 最终被揭示和视网膜母细胞瘤基因是同一类基因后——一种肿瘤抑制基因，而且是很强大的一种——它在这个领域引发了震动效应。研究者就像伦敦特拉法加广场（London's Trafalgar Square）的一群椋鸟一样，盘旋着飞向新的方向，而且那些对 p53 失去信心并考虑转向其他研究的人，又带着重整的热情回到了他们的研究工作当中。

科学基于实验，基于挑战旧教条的意愿，基于尊重宇宙本来的开放心态。因此，科学有时候需要勇气——至少需要敢于质疑传统观点的勇气。

——卡尔·萨根（Carl Sagan）

第8章　p53露出真面目

本章我们将介绍 p53 是肿瘤抑制基因而非癌基因的发现过程——p53 的职责是在 DNA 受损的细胞中踩刹车而不是踩油门。

证明 p53 被不恰当地归为癌基因，而实际上应该是肿瘤抑制基因的证据一直在积累着，与视网膜母细胞瘤的研究工作同时进行。在挑战传统观点第一线的是伯特·福格斯坦，他是 p53 故事中的传奇人物，他的实验室参与了与这个基因相关的大部分重要发现。在 2012 年 7 月一个酷热的下午，我到巴尔的摩去采访他，这是一栋优雅的办公大楼，阳光灿烂，到处布置着盆栽植物，在楼梯间拾阶而上时，可以俯视古旧的约翰·霍普金斯医院。

福格斯坦实验室的娱乐活动与其繁重的工作齐名。他曾多年领导着一个自称"野生型"的摇滚乐队，带着一帮他实验室里的音乐家，在科学会议和其他会场表演。这个乐队最终解散了，因为鼓手的妻子死于白血病，必须独自照顾小孩，他不得不退出。

抑癌基因

"我们组这个乐队主要是想发展实验室的团队精神。每个人都喜欢它，科学家喜欢它——我们常常为科学家表演，而且很好玩！"福格斯坦后来告诉我。"我想能有些外部活动，是很重要的。我当然会鼓励在这工作的每个人去这样做。大部分看中创造性的人都认识到，灵感通常来自那些闲余时刻，那些你没有把注意力只集中在手头工作的时刻。"

会面时我稍微早到了一点，在大厅等待时，我翻阅了放在一张矮咖啡桌上的一本相册——福格斯坦实验室"大家庭"出席会议和社交集会的照片，也有"野生型"乐队在全盛期的公演。咖啡桌上相册旁边放着一本《傻瓜制作教程》。当他张开双臂从办公室出来时，我对福格斯坦的矮小个子和脸上顽童式搞笑的表情印象深刻，他带我走进了他又大又酷的办公室，然后走向了一把旋转椅。我注意到后墙边靠着一个电子琴，他告诉我，他喜欢时不时用它演奏一把。

福格斯坦现在六十多岁，精力旺盛，当谈到他的科学生涯时，他的话语夹杂着异常高声调的笑声，听起来好像既带着欢笑又充满了泪水。他出身拉比（犹太教士——译注）世家，但他违抗了显而易见的命运，去研究科学。他在1978年癌基因狂热达到高潮的时候进入癌症研究领域，把自己的实验室建立在约翰·霍普金斯大学，在那里他获得了医学博士学位，并当了几年医生。在医学院的空余时间，他曾在霍华德·丁杰斯（Howard Dintzis）的分子生物学实验室工作过，并且爱上了那里。"我开始和霍华德做研究的时候，只是为了学习什么是研究，我每个夏天，在上课期间每有机会都去——在我上选修课或者在晚上和周末的时候。同时我也学会了如何去照顾病人，我发现两者都很令人满意，但我发现研究从智力上来说更刺激。这是一个艰难的选择，因为你从治疗病人当中可以获得满足感，而做研究有时候需要很多年才能获得满足感——甚至常年无法得到。让我做出决定的时刻可能是我开始照顾癌症病人的时候。"

福格斯坦的第一个儿科病人是一名叫梅利莎（Melissa）的小女孩，只有三岁大，她的父母带她来医院，是因为她面色苍白，而且突然很容易发生青肿瘀伤。福格斯坦诊断是白血病。"现在我想起的时候还会感到可怕，因为我自己的孙女也是两岁半。"他停了一会儿，设想自己是那个小女孩的父母。"祸从天降，砰！第一天她还好着，第二天她就得了癌症。她的

60

父亲是一名数学家，当时和我年龄相仿。他问我：'为什么这会发生在我的女儿身上？'我回答不了。没人能回答。他又理智地问道：'发生了什么？这种疾病的基础是什么？'我们也不知道，什么都不知道。我的意思是，有一百种不同的理论，但还是不确定……癌症完全是一个黑箱！你可以给患病的儿童用点药物，也许一些孩子表面看起来会有起色。但是那些都是毒药，你知道吗？那真是噩梦。"

这段经历在他心中烙下了不可磨灭的印记，使他的天平倾斜向了研究：为人类做些有用的事情是他家族的传统，福格斯坦想要尝试着解开癌症这个巨大的谜题。他对抗这种疾病的动力被反复加强着，因为他在霍普金斯的第一个实验室就在医院放疗科的楼上，他和学生去工作的时候必须穿过这里，和一排排的重病号擦肩而过，许多人坐着轮椅，等待着治疗。面对这种场景，大家心里会莫名产生一种责任感，抓紧开展工作，拯救病人的痛苦，他说。

福格斯坦的计划是参与搜寻可能参与癌症的基因。"我想研究这件事——我想这部分原因是由于我所受的医学训练。我当时想，能真正理解人类疾病原理的唯一方法就是研究人类。"但他的想法被断然拒绝了，没人愿意为他的研究提供资助，他带着洪亮而具有感染力的笑声告诉我。"我被告知深入了解这种疾病过程的唯一方法是使用可控的实验系统，也就是说小鼠、线虫或者果蝇，因为你可以操控它们，或者组织培养或者其他。那是当时的范式——很大程度上目前也还是这样。"

那么他是怎么做研究的呢？"呃，我不知道我怎么做到的，好吗？我的意思是我真的没有任何资助……我不得不自掏腰包租显微镜并用自己的工资维持我的研究。好几年我们都很困难！"

资助者最终还是来了，因为福格斯坦实验室开始做出有意思的结果。他们最初的努力是"分离"肿瘤——即，将组织块中的癌细胞与正常细胞分离出来，这样他们可以清楚地分辨两者的DNA。"分离肿瘤听起来很简单，但操作起来并不容易，它是研究者的一块大的绊脚石。"福格斯坦告诉我。一般做法是把实验用的肿瘤材料磨成粉末，但这样细胞的交叉污染一直是个问题。"我们在显微镜下用一把刮胡刀解决了问题。每个肿瘤要花我们4—5小时。那个和我们合作的病理学家名字叫斯坦·汉密尔顿

抑癌基因

（Stan Hamilton）。我们一天要在病理实验室花几个小时去微解剖这些组织。"

在开发了整套工具并完善了人类结直肠癌 DNA 的分离和标记方法后，福格斯坦和他的团队准备好了去寻找肿瘤的肇事基因，之所以选择结直肠癌作为研究对象，是因为你几乎可以观察到癌症从起初是良性的增生息肉发展而来的整个过程。正是在这个阶段，他们了解到了"野生型"p53 的真相——和史蒂文·弗兰德以及其他人搜寻视网膜母细胞瘤基因的推理路线差不多一样。

"我们拥有所有这些（来自结直肠癌病人的）肿瘤，我们微解剖了几百个，我们着眼于观察变化。我们可以看到整条染色体或染色体大部分的丢失——但我们没法找到肇事的癌基因。所以我们想，好吧，这些丢失，也许代表了肿瘤抑制基因的丢失……20 世纪 80 年代中期，人们已经假设存在肿瘤抑制基因，但它们却没有得到证实。"

苏茜·贝克（Susie Baker）加入到福格斯坦的实验室攻读博士学位，她被指派的任务是找出证据证明肿瘤抑制基因的存在。这在那时看来，像一场白费劲的搜索，但她带着年轻人的热情和青涩开始着手。就像寻找视网膜母细胞瘤基因（通常以"Rb"简称）的过程一样，贝克知道从哪里开始寻找候选基因——17 号染色体上的一个特定区域，四分之三的结直肠癌中都缺少其一份拷贝。她的任务是在剩下的那份拷贝中搜寻一个重要基因，它发生突变并且功能异常，这意味着：细胞的两个刹车都失效，一个通过完全的丢失而失效，另一个通过突变而失效——肿瘤抑制基因的标志。

似乎有点巧合，17 号染色体这个区域的众多基因里恰好包含了 p53 基因，而所有文献都已经给它贴上了癌基因的标签。贝克正在研究的细胞中产生了很多的 p53 蛋白质，似乎确认了它是癌基因的归类。但是因为最近实验里不断出现的一些异常，贝克和福格斯坦决定检查一下，来明确地将它从他们的搜寻范围中排除掉。贝克仔细地选择了一个癌细胞，它的一份 p53 拷贝已经和 17 号染色体一道丢失，然后她从剩下的一份拷贝中分离并克隆出了这个基因，并进行了测序——在那时这仍是一份需要数月才能完成的烦琐工作。当最终得到结果时，贝克满心希望这个基因是正常的。但出乎意料的是，她发现了一个突变。

"在悄悄地将结果给一个同届研究生贾尼丝·尼格罗（Janice Nigro）看之前，为了确保自己没有因为狂喜失去理智，我把测序结果重复检查了至少十遍，"她在为《细胞周期》（Cell Cycle）杂志撰写的关于此发现的综述中写道，"我知道伯特会用他惯常的严谨和逻辑审查这个结果，所以我试着尽量平静地走进他的办公室然后宣布：'我发现一些有意思的东西。'"

大约 23 年后，在谈到这一时刻的时候，福格斯坦发出了一连串的笑声，"这次实验并没有打算证明 p53 在那里，而是为了排除它——这样我们才能去寻找真正的肿瘤抑制基因，并且我们再也不用被它烦了！我记得相当清楚：我们在邦德街，那时我们的实验室在一个超市里面，因为我们在医院里没有房间。那真的很不错……但不管怎样，那是周五的下午，差不多 3 点左右，苏茜已经完成了测序工作，她回来说道：'看，有个改变。'那是单个碱基的改变——我想是 C 到 T 的改变——她测序了同一病人的正常 DNA 和肿瘤 DNA 来确保是体细胞突变（体细胞突变，指成熟细胞在其生命历程里自发产生的突变。与之相对的是可遗传的突变，即生殖细胞突变，其存在于所有细胞，包括正常细胞和癌细胞——译注）。她很兴奋，但我有点担心，因为大部分有趣的结果最后都会变成假象。并且这个特别的改变也不是一个大改变。我们原本期待可以看到一些非常显著的失活事件。你会很容易认为这种改变和这个基因的功能无关，懂吗？"

福格斯坦和贝克把这同一个病人肿瘤里的 p53 序列重复测了多次，确定了它是一个真正的新突变。然后他们在其他几个结直肠癌病人的肿瘤里也重复了同样的工作，再次测序了已丢失一个拷贝的肿瘤中的 p53 基因。他们每次都发现了同样的现象：这个基因发生了一个单独的小突变。"当我们发现第一个的时候，我还是心存疑问，"福格斯坦说，"当我们连续两次都发现的时候，我开始变得兴奋。当我们做得更多的时候，我确信了。这仅仅是统计学问题……在这么多肿瘤中都发现这个体细胞突变的几率是非常小的——十亿分之一或者相当的几率。"

对于刚开始职业生涯的年轻科学家贝克来说，这是一张非比寻常的彩票。"一个发现的神奇时刻通常要经历假说被反复检验和确认的漫长过程才能到来，科学家在逐渐累积的证据前才会慢慢相信他们做出了一个有意义的发现。虽然当时还只是一个青涩而热情的研究生，但我真的相信在发现第一个突变的那一刻，我就认出了结直肠癌中这个极重要的肿瘤抑制基因。不可思议的是，这是正确的。"

白热化的竞争

福格斯坦不知道的是，分别在新泽西和以色列工作的阿尼·莱文和摩西·奥伦，也正在同一方向激烈地努力着。你应该记得，莱文实验室的p53 克隆体没有像其他实验室的克隆体那样成功地诱导出肿瘤，而其他实验室则成功地克隆了能产生肿瘤的突变体，在经历了一段时间的巨大沮丧后，莱文认识到他的克隆体是仅有的一个正常克隆——野生型 p53，而其他人的都是突变体。这原以为的失败似乎成了一个重大发现，让莱文尤其欣慰，但欣慰马上让步给了激动人心的好奇心。最近被发现的视网膜母细胞瘤基因（Rb）——第一个肿瘤抑制基因——使他思索野生型 p53 是否也具有类似功能。他用最先以为是失败的野生型克隆体重复了实验——将之与更多的已知癌基因混合，包括在肿瘤里很常见的两个强大癌基因——Myc 和 Ras——每一种情况他都发现野生型 p53 阻止了癌细胞的转化。"它胜过了每样东西，"当我在普林斯顿拜访他时，他告诉我，"每次我们得到一个转化细胞时，野生型 p53 就杀死了它。这是我们发现肿瘤抑制基因的第一个线索，实际上我们拥有的不是癌基因，尽管它的突变体表现得像癌基因。"

莱文实验室在 1989 年把论文投递给了《细胞》杂志，就在同一时间，福格斯坦和贝克将他们的论文投给了《科学》杂志。但在两份结果还没有发表之前，两个团队的人发现自己出席了同一个会议，这个会议在纽约郊区的冷泉港举行，两个团队都计划要作报告。"在我之前的报告人是伯特·福格斯坦，我从没见过他，"莱文继续说道，"他起来说了下面的话：'我们在人类肿瘤中测序了 p53，我们在结直肠癌中的结果提示，它是一个肿瘤抑制基因，并非一个癌基因。'我几乎从椅子上摔了下来，因为我的发言就在下一个，而我准备的演讲稿和他几乎一致。"

你会不会觉得被无情地抢了风头？我问莱文。他摇了摇头，"不，不，我爱这样！我爱这样有两个原因：因为我知道一旦我发表了 p53 是肿瘤抑制基因的结果，本领域的很多人都会攻击它。他们为什么不这样做？有长达十年的关于 p53 是癌基因论文……每人都笃信它是癌基因。你说它不是癌基因，那你最好能拿出证据！而现在，我有了福格斯坦站在我这边。我有了第二个观察结果，一个确认性的结果。这是使我感觉良好的第一个原因——因为人们总会担心自己犯了错。"

"第二点（这点使我笑得停不下来），是因为这是在人类中得到的结果，那就是福格斯坦所发现的。我们一直在小鼠身上开展研究，我的意思是，摩西克隆出了人类的 p53 基因，而人类会发生 p53 突变的证据非常少。我想在整个 20 世纪 80 年代，大多数人都觉得有点奇特的是：猿猴空泡病毒 40（SV40）没法在人类身上产生肿瘤；如果它是以这种方式在动物身上产生了肿瘤，那么尽管这种奇特性在知识上令人满意，但它在人类中的应用前景则（可能是无）。"

自从 1987 年的莱文办公室会议使得克隆体的真正本质露出了曙光——莱文是唯一一个拥有野生型克隆体的，而其他所有人都只有突变体——奥伦也急于发现野生型 p53 的功能。他也决定重复实验，将其他已知癌基因与正常 p53 克隆组合在一起，更仔细地检查结果，因为他知道现在的"无"或许是未来的"有"。奥伦没有想到莱文也会产生同样的想法，并在普林斯顿做了几乎同样的实验，所以他没有察觉此时竞争有多么激烈。

"我们使用野生型 p53 得到的结果和鲍勃·温伯格实验室使用 Rb 基因得到的一模一样：抑制转化，抑制转化细胞的生长。所以在这样的背景下，很容易得出结论：正常 p53 表现得就像一个肿瘤抑制基因。但如果这是在三年前——在 Rb 发现之前——坦白地说，我怀疑我们不会正确地解释这个结果。"

在视网膜母细胞瘤基因即 Rb 上面，他们至少知道自己在寻找一个肿瘤抑制基因，因为这种儿童疾病的模式强烈预测了这一事实，奥伦解释道。但对于 p53，没有这样坚实的基础来预测一种肿瘤的新模型，仅仅只有那些早期克隆体实验中出现的一些令人困扰的异常现象。"在概念上完全创新是有挑战性的，因为你做实验就会知道，往往实验会带给你一些假象的结果。你确实需要有所依据才能说，好吧，这些东西可以说得通，因为我们以前见到过类似的东西，而且我们知道它符合事实。"

像福格斯坦和莱文一样，奥伦为他的结果感到兴奋，并投递了一篇论文给《自然》杂志。当他的论文被审阅的时候，就像莱文的经历重演一般，奥伦参加了在华盛顿特区附近盖瑟斯堡（Gaithersburg）举行的小型p53 专题讨论会，另外两个人也计划作报告。他事先不知道同行们作出的发现，当他们都讲了同一个故事时他为之惊讶。那是一个顿悟的时刻，他说，因为在他听到福格斯坦实验室研究人类肿瘤的证据前，奥伦仍存疑虑。"那些结果令人印象深刻，但我不确定他们有没有临床意义或者这是否仅仅是某种漂亮的实验室结果，与人类癌症无关。"他评论道，"所以当所有证据凑在一起时，真的是爆炸性的。我们说，哇，这是发生在 p53 身上最伟大的事情！"

"我非常兴奋地回到家……那个年代仍然需要信件通讯，当我回到家时，一封《自然》杂志发给我的拒稿信在邮箱里等着我。"当谈起盖瑟斯堡会议时，奥伦的声音带着笑意，他的眼睛发着光。然后是拒稿信，他摇了摇头，垂下目光看着自己的办公桌，他的眼里似乎再次看到了那封信躺在他的邮箱里面，他满怀期待着打开它，希望自己作出的发现价值被承认，然后不太敢相信眼前的一幕。"我太失望了，所以我没有保存那封信。但我记得有一个审稿人说了这样的话：'奥伦试图搭上肿瘤抑制基因的便车，这很时尚，但是错了。很显然 p53 是一种癌基因。'我不记得这个审稿人是谁，我很确信他们现在不会承认说过这样的话。"

奥伦在盖瑟斯堡感到的欣喜与他五年前得到 p53 的首个成功克隆感到的欣喜是同等的，而现在的失望几乎无法忍受。"我给福格斯坦打了电话，我记得我向他控诉了这件不公平的事情。"

最终奥伦的论文在其他两人之后不久发表在《美国科学院院刊》（PNAS）杂志而不是《自然》杂志上。福格斯坦实验室贝克的同届研究生贾尼丝·尼格罗——兴奋的贝克第一个给她演示了结果——跟着发表了另一篇论文。尼格罗检测了一些其他类型的肿瘤，已知这些肿瘤的 17 号染色体也缺失了一份拷贝，果然，她也发现了同样的事情——剩下这条染色体上的 p53 发生了突变。显然这是一种普遍现象，而并非仅发生在结直肠癌上。

　　大卫·莱恩评论道，福格斯坦实验室的观察结果"打开了水闸"：突然各地的研究者都开始检查储存在医院病理实验室的肿瘤组织历史标本，一些甚至可以回溯到维多利亚时代。"（用现有的工具）人们可以非常快地检测几千个肿瘤的改变，在 1990—1991 年间一段相当爆炸性的时期内，我们和其他人一起揭示了 p53 改变是发生在人类肿瘤上最普遍的遗传改变。"

　　这段时期的论文标志着 p53 和整个癌症研究历史中最重要的里程碑。不仅仅是关于肿瘤生长的新范式——细胞内油门的异常和刹车的失灵——被强烈地认同，而且 p53 看来是非同寻常的。尽管在正常情况下它能保护我们免患癌症，但在超过半数的人类肿瘤中它被突变损坏——在一些特殊类型中比例甚至更高。例如，在肺癌中，p53 在 70% 的病例中都会突变，而结直肠癌、膀胱癌、卵巢癌和头颈部肿瘤中的数字是 60%，在非黑色素瘤皮肤癌当中则是 80%。此外，p53 没有像其他所有肿瘤抑制基因（到今天发现和确认了大约 30 种）一样因为突变被整个敲除掉从而失去功能，p53 有时能轻易地改变角色，在细胞调控机制里发挥新的不同的作用，我将会在后面的章节详细叙述。

　　那么在正常情况下这个基因到底是如何工作的？当它发生错误时我们身上会发生什么？这些是科学家们接下来要解决的大问题。

一个真正的科学家厌烦已知，正是对未知发起的猛烈进攻才激发了他——那些旧有发现所揭示的谜团。

——马特·里德利（Matt Ridley）

第9章　总开关

本章我们将发现 p53 通过将自己结合到受损细胞的 DNA 上并控制其他基因来发挥功能——必要时开启和关闭它们来阻止细胞增殖。

野生型 p53 如何发挥肿瘤抑制基因的功能——发生了什么错误才会导致癌症——自然成为了福格斯坦实验室接下来的大问题。但在发现正常 p53 是肿瘤抑制基因而非癌基因之后的数周数月里，另一个问题也在困扰着他。在肿瘤的发展过程中，p53 调控机制到底是在哪个时间点发生了故障？福格斯坦团队特别感兴趣的是结直肠癌，他们拥有的这种实验的材料很充足，而且他们有能力快速地证明 p53 的突变发生在良性转恶性的节点上。换句话说，这个基因的突变使得肠道内一种相对无害的增生物，即息肉发生恶变，并具有转移的能力。检测这个点之前的息肉可能会显示完好的 p53。"其他系统的实验也显示普遍如此，"福格斯坦解释，"例如，我们在大脑和乳房中证明了这一点……"

至于该基因正常时的功能，最早的重要线索之一则来自于 p53 领域之外，来自卡罗尔·普里维斯（Carol Prives）的实验室，她是在纽约哥伦比

抑癌基因

亚大学工作的生化学家，后来她与福格斯坦一起合作梳理详细的机制，并从此成为了 p53 研究界的一个明星。

普里维斯出生并成长于加拿大的蒙特利尔（Montreal, Canada），是一对艺术家的女儿，他们出身贫困，所以期望自己的女儿能得到他们所未拥有的机会。"他们希望我去上大学，因为他们自己没上。我母亲还把上大学看作是一种找到好丈夫的途径。"普里维斯是一名迷人的女士，有着一头黑色的卷发，弯弯睫毛后面是永远带着笑意的眼睛，说话时有一点咬舌，她笑着回忆道。"说这个实在让我显老，但是那个年代一个女人最大的压力就是结婚。"

普里维斯去上了蒙特利尔的麦吉尔（McGill）大学，在那里她的心理学学得非常好。但她很快认识到这个学科观察性和模棱两可的本质不太适合她的性格。她放弃了心理学转向第二专业生物化学，这个学科需要更多的演绎推理和令人满意的坚实结论。她的博士导师是英国出生的生化学家朱达·夸斯特尔（Juda Quastel），他以研究领域的多样性知名，从土壤微生物和玉米产量到心理疾病和癌症。直到拜访了夸斯特尔的实验室后，普里维斯才确定到底是选择癌症还是神经科学，她用典型的自嘲式幽默回忆起自己的决定过程。

"朱达·夸斯特尔被麦吉尔大学招募过来领导一个生物科学研究所，最后他们给他的是一栋蒙特利尔百货公司家族后人所遗赠的旧大楼，"2012 年夏天我去纽约拜访她时，她解释道，"那真的是一栋古老优雅的房子——餐厅是一个实验室，客厅是另一个实验室，天花板上的装饰线条和枝形吊灯还在。那是非常古怪的环境，当我和他见面时，他的办公室在第二层。那儿有三层楼，坦率地说，以前第三层肯定是给仆人住的：那里的房间很小，非常怪异。夸斯特尔教授跟我说：'你想研究什么？'我说：'我对癌症感兴趣，也对大脑感兴趣。'他说：'选一个……大脑研究在三楼；癌症研究在二楼。'我回答：'那我选癌症。'"普里维斯开始笑起来："我神奇的职业生涯就是这样开始的——就是因为我太懒，不想爬三层楼梯到那些怪异的小房间去！"

很多年后她才接触到 p53，就像研究这个领域的很多人一样，是由于研究具有致癌作用的猿猴空泡病毒 40（SV40）开始了对 p53 的研究。博士学习完成后她在纽约又待了一段时间，之后她和家人——丈夫和双胞胎女儿——搬到了她丈夫的家乡以色列，在那里，她在魏茨曼研究所的欧内斯特·威诺库尔（Ernest Winocour）实验室度过了令人鼓舞的 7 年。那是普里维斯第一次体验在国外生活，她爱上了这个国家真正的异国情调和工作所带来的智力挑战。"魏茨曼研究所那个时候是一个伟大的科研场所——特别是在这个领域，因为他们有一些研究猿猴空泡病毒 40（SV40）的大牛人，这也是当时世界上顶尖的实验室之一。欧内斯特·威诺库尔自己就是一名受人尊敬的病毒学家，以前很多人找他学习这种病毒的相关知识。"

在威诺库尔实验室，她所读博士后的上任就是鲍勃·温伯格，普里维斯接替了他的工作。温伯格发现了猿猴空泡病毒 40（SV40）制造的信使 RNA——单个蛋白的配方。普里维斯的任务是在实验室的玻璃皿中将这些配方翻译为真正的蛋白质，这是弄清楚猴病毒如何在其动物宿主里引发癌症的第一步。在魏茨曼度过 7 年后，普里维斯回到北美，在纽约哥伦比亚大学得到了一个终身职位，正是在这里，她开始将注意力转向 p53。

"我们这些参与猿猴空泡病毒 40（SV40）研究的人都对大 T 抗原情有独钟，"她解释道，"我现在还认为，这是人们所研究过最令人惊奇的一种蛋白质。它的功能之多超过想象——实在是一种非同寻常的蛋白质。p53 蛋白质就是因为几个团队发现它能结合大 T 抗原而被发现的，它是一种非常神秘的东西。"但是，这个"捎带"蛋白质似乎没有引起普里维斯的大 T 抗原粉丝的同事多少兴趣：她大部分的同事那时——20 世纪 80 年代中期——全都不切实际地一心想着大 T 抗原能够帮助他们深刻了解动物细胞中的 DNA 复制机制。

普里维斯有些欣慰地认识到这是她的机会：p53 提供了一个相对空白、可供施展的研究领域。1985—1986 年学术休假期间，她在使用大 T 抗原研究 DNA 复制的三大重点实验室之一工作过，她说："离开的时候我认识到，如果我试图和这些人竞争真的是疯了。"要是把重点放到 p53 上，她就能做自己的事情了，她欢迎这一新挑战：在当前阶段，作为一种不太循规蹈矩的癌基因，p53 仍在困扰着科学家。

抑癌基因

抑癌基因 昆虫病毒可以作为外来蛋白质的制造工厂

　　除了发现在一个她觉得自己资格不够的领域里充斥着竞争之外，普里维斯的学术休假经历还教会了她，要搞清楚一个蛋白质，你需要解决的问题是如何获得可观数量的实验材料。此时她幸运地认识了洛伊丝·米勒（Lois Miller），一位杆状病毒专家，杆状病毒只感染节肢动物——昆虫、蜘蛛和甲壳纲动物。在历史上，这些小生命第一次出现，是在古代中国描述蚕疾病的文献里，这种病毒可以把蚕皮肤里的东西变为臭烘烘的烂泥。它们在19世纪欧洲丝绸行业的萧条中也扮演了重要角色，今天它们还是养虾业的一大威胁。但从20世纪80年代起，杆状病毒已经在农业中得到了善用，被用来对有害昆虫进行生物学控制。它们作为环境友好杀虫剂的潜力激发了分子生物学的密集研究，研究揭示了它们另外一个无价的性质——杆状病毒能生产大量的蛋白质，包括人工接入它们DNA的外来基因所编码的蛋白质。

　　"交谈之后，洛伊丝还是同意让杆状病毒同时表达猿猴空泡病毒40（SV40）大T抗原和p53蛋白质。她很友善地把那些病毒送给了我们。"普里维斯说。通过同时研究这两种蛋白质，普里维斯很快作出了重要发现——p53可以抑制这种猴病毒蛋白质启动细胞的复制机制。她发表了这一结果，就在p53的正常功能被发现是一种肿瘤抑制基因后不久。

　　"接下来，我接到了一个叫伯特·福格斯坦的人的电话，我从没听说过他，他说：'你能给我一些蛋白质吗？我们有些很有意思的想法。'我说：'没问题。'我对这个人一无所知，但他听起来很友好。"后来福格斯坦问普里维斯能否替他改变杆状病毒的基因，去制造一些来自癌症病人肿瘤的多种p53突变体蛋白质。他想比较一下这些蛋白质和正常p53蛋白质的活性。

基因 抑癌 足迹实验揭示了 p53 的功能

当福格斯坦在巴尔的摩的实验室里忙碌时，在向北 270 公里（170 英里）的纽约，普里维斯即将作出一个关于 p53 活性的重大发现。这个发现来自于新来的年轻博士后吉尔·巴格内蒂（Jill Bargonetti）的工作，她最近才加入普里维斯的实验室。巴格内蒂已经表达过她的兴趣：她想搞清楚在感染了猴病毒的细胞中，p53 究竟如何设法阻止了大 T 抗原启动 DNA 复制机制。"我们差不多是这么告诉她：不要做那个，太无聊了。我们已经解决了这个问题，做些别的工作吧。"普里维斯大笑着说。但是巴格内蒂坚持己见：她想做一次"足迹"实验，她说。

"足迹分析是一种非常优美的实验，但人们并非经常进行这样的实验，"普里维斯解释道。这个实验要将纯化的一种或多种受试蛋白质与 DNA 在试管里混合，再加入一种酶。这种酶就像化学剪刀一样，将 DNA 切成很多片段。但是，如果受试蛋白质与 DNA 发生了结合，这个"剪刀"就不能剪断 DNA 这个点上的遗传物质。最后把这些混合物放在凝胶上跑电泳，DNA 片段会在凝胶上形成一个"梯状带"。如果没有蛋白质能结合 DNA，梯状带是完整的；如果有一个蛋白质结合上了 DNA，梯状带中间则会出现一个缺口。"如果你知道怎么解读序列，观察凝胶可以告诉你这个蛋白质与 DNA 结合的精确位置。"普里维斯说。

为了领会巴格内蒂将要揭示的现象有多重要，这里做一点解释。总体而言，一个结合 DNA 的蛋白质——把自己连接到基因双螺旋带的某个点上——的职责是控制该区域基因的表达，在合适的时候开启和关闭它们。这种功能的蛋白质被称为"转录因子"，实际上，它们是细胞内部活动交响乐团的指挥家。在感染了猿猴空泡病毒 40（SV40）的细胞中，大 T 抗原作为开启 DNA 复制机制的蛋白质，就是一种已知的转录因子。巴格内蒂想使用大 T 抗原和 p53 蛋白质混合在一起做足迹实验，是为了观察 p53 如何在物理上阻止大 T 抗原结合 DNA 来开启复制机制。"我们告诉她：'好吧，如果你坚持，就做吧！'"普里维斯说道，她当时没有多想，把这名年轻的科学家留在了自己的设备前。

但是巴格内蒂的发现超出了她的期待。"一天她过来找我，说：'起作用了，但出现了个很大的问题……我看到（凝胶上的）p53 显示了这样的图形（不完整的 DNA 梯状带）。'"认识到这是科学上一个珍贵的发现时，普里维斯回应道，"那不是问题——你是世界上最幸运的人！"p53 在 DNA梯状带上留下的这一清楚——而且完全始料未及——的足迹是这个肿瘤抑制基因功能的第一个线索，因为它也是一个转录因子。现在我们知道它是极为强大的一个转录因子，在人体每个细胞调控存亡信号的网络中，它居于枢纽。

伯特·福格斯坦也搞清楚了 p53 是一种转录因子，但是走的是另一条路。他的实验室观察到 p53 蛋白质活跃在细胞核——存储 DNA 的细胞动力室里，而不是在细胞的身体——细胞质中。转录仅发生在细胞核里，许多在这里激活的蛋白质都直接或间接地控制基因表达。所以福格斯坦团队做实验来观察 p53 是否结合了 DNA——这是转录因子的定义性特征——他们发现它确实结合了。

"这个故事另一个同样重要的部分是，"福格斯坦解释道，"我们不是简单地去看它结合了什么 DNA 序列——我们发现它不仅仅能结合这些序列，还能活化'下游'的基因——而且在所有情况下，我们都会比较野生型与突变型。令人满意的是，我们考虑的每一个突变体都缺乏结合活性，这让我们确认走对路了。我们已经克隆出了这些突变体，对吗？这使我们可以确定无疑地去检测这些突变体是否干扰了这一功能——毫无例外，每个都阻止自己结合 DNA。所以这使我们确信——而且我想世界上其他人也如此——这是对的。"

吉尔·巴格内蒂也用福格斯坦的突变体蛋白质作为她实验中野生型 p53 的对照做了足迹实验。"吉尔说：'你知道，只有野生型才能产生这种图形，而这些突变体则不能。'"普里维斯继续说道，并将自己的手放在胸口来表示对这一发现喘不过气来的兴奋，"我将……死而无憾！我的意思是，这是如此完美……吉尔的足迹实验不是那么完美，它们不是非常的清晰，但很显然，野生型 p53 显示了识别 DNA 的图形，而突变体没有。这是绝对清楚的。"

普里维斯停下来回忆了一会儿，然后说道："你知道，我从事科学已经很多、很多年，但就重要性而言，我认为我之前做的工作没有一件能接近这个发现。"

普里维斯的实验室还通过在实验室玻璃皿里培养的细胞来测试这些蛋白质的功能检验足迹实验的结果。他们发现野生型 p53 确实具有转录因子的功能，而突变体则没有。同时，福格斯坦的实验室证明，它们在生物体内也有相同的作用。这两个实验室到这时已经在定期进行交流，1991 年他们作为共同作者把结果发表在富有影响力的杂志《科学》和《癌基因》上。

但是 p53 作为总开关的活性与它保护我们免患癌症的角色之间有着什么样的联系呢？这种肿瘤抑制基因自身是如何开启的？当开启时，它实际上有什么用？这些是我们接下来要考虑的事情。

我非常关心 p53。我以此为职业，但或许我们都应该如此，因为这个拥有 393 个氨基酸的核蛋白若正常运作，显然能让我们免遭因癌症导致的过早死亡。

——大卫·莱恩（David Lane）

第10章　"基因组的卫兵"

本章我们将发现 p53 蛋白质可以保护我们免患癌症，它通过阻止潜在危险的细胞进行分裂，并将其送交维修队修复受损的 DNA 来完成这一作用。

对于 p53 如何抑制肿瘤这一问题，答案的关键部分来自于福格斯坦在约翰·霍普金斯医院的同事迈克尔·卡斯坦（Michael Kastan）医生，他通过儿科肿瘤学家的工作开始接触 p53 的研究。"人们说治疗得癌症的小孩肯定令人沮丧，"卡斯坦现在在美国北卡罗来纳州（North Carolina）生活和工作，在我打电话采访他时，他如此评论道，"首先，孩子们比成人做得要好多了，我们治愈了 80% 的癌症儿童，这是惊人的。同时，儿童也比成人可以更好地应对我们的治疗。你可以通过治疗，很好地了解这些家庭，所以和癌症的其他方面相比，从社交上而言，这个研究领域深深吸引了我。"

对卡斯坦来说，儿科肿瘤兼有社交吸引力和科研挑战性，一个似乎可以作为缩影的病例是——而且也使他确信选对了这个领域——多拉·斯夸

抑癌基因

尔斯（Dora Squires），她是一个患有罕见类型唐氏综合征的小女孩。她患有所谓的"易位"唐氏综合征，它意味着，多拉不像大多数唐氏患儿一样只是21号染色体有一条多余的拷贝，她那条多余的21号染色体还发生了易位，并连接到了另一条染色体上。当卡斯坦作为病房的一名年轻医生见到她时，她只有3岁，但已经有了长长的癌症史。

多拉出生时就患有白血病——唐氏儿童中并不太罕见——在未经治疗的前提下自我恢复了，卡斯坦告诉我。她在两岁半前表现良好，之后脸上长了一个肿瘤，一种生长迅速的肉瘤，对放疗反应良好，最后消失了。但这个小女孩很快又被诊断患了急性骨髓性白血病，卡斯坦出现在病房时她正在治疗这一疾病。

"所以我在接诊的时候听说了这个故事，我就说：'这个女孩已知有一条染色体发生了易位，在3年时间里，患了3种不同的肿瘤，但没人把她的血液保存下来，试着去搞清楚为什么。'那时候人们还不知道癌基因，但是我说，我们现在可能还不清楚致病的原因，但如果我们把她的血样保存下来，某一天也许能够得到答案，以解释这种易位到底是如何引起的。"

"但是这个故事的另一部分是，多拉是一个典型的唐氏儿童：她非常快乐，当我们巡房时她总是乐于看到我们。她的父亲重275公斤（600磅），他身躯太庞大以至于不能睡到病房的陪护床上，所以他经常睡地板——多拉则睡在他的肚子上。所以当我们早上去巡房时，打开门，她一看到我们，就会在他的肚子上坐起来，张开手臂想得到我们队伍里每个人的拥抱。你不可能不被感化……所以这是我决定从事儿科肿瘤学的原因——就是因为多拉·斯夸尔斯。"

卡斯坦在攻读分子生物学博士学位的同时也穿插了医学训练，读博士时他研究细胞在DNA受损时如何反应。在完成约翰·霍普金斯医院的儿科专业训练后，他创办了自己的实验室——简单的人员组成，包括他自己和一个青涩的年轻助手——做这方面的研究，这是他下定决心要去探索的主题。在病房的日常经历使他相信这是癌症生物学的中心，他说，自此以后并没有什么能改变这一看法。

"我们知道DNA损伤可以致癌，我们从动物实验就知道了这点，你能拿一只动物，用致癌物或者辐射处理使它产生肿瘤。从人类经验知道了这一点——例如，广岛和长崎向我们展示了辐射是如何导致癌症的。我们从环境致癌物的暴露知道了这一点，这就是我们为什么制定法律，规定化工厂的排水规范。而且我们从家族性癌症综合征知道了这一点，大部分都是因为 DNA 修复基因的突变。"

"那么，我们知道 DNA 损伤能导致癌症。但是我们也用 DNA 损伤去治疗癌症：放疗和大部分化疗药物都是针对 DNA。而且治疗癌症的大部分副作用——脱发、骨髓抑制、恶心和呕吐——是因为 DNA 损伤在杀死正常细胞。所以从临床角度，或者癌症生物学观点来看，DNA 损伤导致了这种疾病。DNA 损伤被用来治疗这种疾病，DNA 损伤同时也导致了治疗的副作用……这使得它成为一种非常重要的现象！作为肿瘤学家，理解和辨别 DNA 损伤信号在肿瘤研究的每一个方面都很重要。"

卡斯坦的研究一直在关注血细胞以及导致白血病的根本原因。正是对这种细胞类型的偏好——而不是那些导致实体肿瘤或上皮细胞癌的细胞类型——使他幸运地发现了野生型 p53 保护我们免患癌症的关键机制——仅仅因为，白血病细胞和上皮细胞癌细胞不一样，白血病细胞几乎没有突变的 p53。所以他在实验中观察到的都是正常 p53 在不同环境下的活性，而如果细胞中含有突变 p53，他就观察不到任何东西——因为什么都不会发生。这很幸运，还因为当他开始研究分裂中细胞的 DNA 损伤和修复时，根本就没考虑 p53，在他的研究内容里根本就没有它的位置。

细胞分裂过程被称为细胞周期，它有几个阶段，卡斯坦读到一篇研究酵母菌——自然中最简单、最简化的生物，只含有一个细胞——的论文，并被之激起了好奇心，论文描述到酵母的 DNA 如果被辐射损伤，它会停留在细胞周期"检查点"，等待 DNA 修复，然后才会继续进行细胞周期。这两个研究者发现了负责损伤后细胞周期精密调控的基因，这为卡斯坦设置了一个挑战：他能在人体中找到具有同样作用的基因和蛋白质吗？

他对白血病细胞做的第一件事是用电离辐射轰炸它们（通常通过打断双螺旋结构的双链来造成严重的 DNA 损伤），并记录细胞周期因此发生的改变。他发现受损细胞停滞在检查点，第一次揭示发生在酵母菌里的是一种普遍现象，也可以发生在人体。现在他能开始问出真正使他产生兴趣的

抑癌基因

问题了：这些在细胞受损时增加的蛋白质是否能提示，某个或某些特定的基因被这一事件所激活？如果是这样，哪一个基因负责使细胞停滞在检查点？

卡斯坦将他的赌注压在了已知的癌基因上，他很惊讶地看到这些基因没有变化。但他已经开发了特别敏感的蛋白质水平测量工具，他注意到 p53 的读数有点上升。这有点不太寻常，因为正常情况下 p53 蛋白质在细胞内的水平是几乎检测不到的。他在想，这种轻微的增加是不是有重要意义？

事实上是有意义的。正如我们将看到的，卡斯坦已经开始揭示 p53 抑制肿瘤的机制——通过阻止受损细胞继续进行细胞周期，以使其无法分裂。他现在位于一个重大发现的前夕，但还需要时间和辛苦的工作将它理出来。

**抑癌
基因 跟随线索**

在卡斯坦忙着做他的初始实验时，史蒂文·弗兰德——你应该记得，那个发现了有史以来第一个肿瘤抑制基因视网膜母细胞瘤基因即 Rb 的科学家——发表了一篇论文。弗兰德的论文告诉我们，如果你使一个分裂细胞产生过量的 p53，它会在一个叫 G1 的检查点暂时停滞下来。这只是一个观察现象，弗兰德不知道这是否也会在真正的生物里发生，也不知道是什么触发了 p53 的过量表达，但这使卡斯坦坐直了身体。这会不会是他在白血病细胞观察到的同一现象的一部分呢？会不会就是电离辐射这种损伤因素激活了 p53 呢？所以 p53 会不会就是那个负责检查点阻滞的蛋白质？

"这个时候我让伯特·福格斯坦参与了进来，"他说，"你知道，我是一名临床医生，碰巧有个小实验室，进行着这些细胞周期研究，伯特有个大机器……因为我们都在同一个研究所，我知道他们能测序 p53。所以有一天在看病的间歇，我打通了他的电话，我说：'伯特，我想我们知道 p53 是干什么的了，你能帮我们测序这些细胞系吗？'"卡斯坦给福格斯坦描述了他的实验和他的假说，并解释他想检查哪些细胞有野生型 p53，哪些有突变体，并比较它们的活性。"我的故事伯特一个字都不愿意相信！"卡斯坦笑道，"但是他说没问题，他会测序那些细胞。你瞧，当我们检测它们时，那些有野生型 p53 的细胞在辐照后停在了 G1 检查点，而那些有突变 p53 的细胞则不会……我马上感觉到了这有多重要：所有这些实验告诉我们，p53 在 DNA 损伤反应中扮演了一个角色。"

在得到福格斯坦实验室的消息，并与卡罗尔·普里维斯合作后，卡斯坦紧接着将他的发现发表在 1991 年的《癌症研究》（*Cancer Research*）杂志上。突如其来，散落的拼图块儿开始找到了各自的位置。

拼图开始逐渐成形

另一块拼图来自于卡斯坦的临床病历，涉及一种叫作共济失调性毛细血管扩张症（或 AT）的罕见遗传性神经退行性病变。这种灾难性的疾病在世界范围内侵犯了 1/100 000—1/40 000 的人。儿童一般在幼儿时期开始出现 AT 症状，它会杀死脑细胞并慢慢损坏他们的运动协调能力，影响从走路平衡到说话、吞咽和动眼等一切事情。它通常会使得他们到十几岁的时候只能待在轮椅上。在治疗这些年轻的病人时，卡斯坦知道他们患癌的风险特别高——实际上，比一般人群要高 37—100 倍。他也知道他们对电离辐射特别敏感，所以如果可能，要尽量避免像 X 片和 CT 扫描这样的医学检查。现在，他开始想知道这两种现象是不是都与 p53 有关。AT 病人的细胞能停在 G1 检查点并激活正常的 DNA 修复程序吗？或者这种机制是不是发生了缺陷？

"我们有来自 AT 病人的细胞系，从一开始就很明显，p53 没有被正常的诱导表达，"卡斯坦说，"我们绝对不知道这些病人缺少的是哪个基因。但不管它是什么，我们认识到，它是辐射后诱导 p53 所需的某个基因。"

在研究 AT 的同时，卡斯坦与麻省理工学院的一个名叫泰勒·杰克斯（Tyler Jacks）的科学家进行了合作，杰克斯创造了一种无 p53 的实验小鼠。果然，杰克斯小鼠的胸腺细胞——免疫系统的重要组成部分——在被辐照处理后不能阻滞在 G1 检查点。和福格斯坦一起，卡斯坦还和第三个

抑癌基因

团队进行了合作，来自于华盛顿特区的美国国家癌症研究所，他们已经发现了一系列被称为 GADDs 的基因，该基因能直接阻滞 DNA 发生损伤的细胞生长（实际上，它们的名字极具想象力，"增长停滞和 DNA 损伤，Growth Arrest and DNA Damage"）。这三个团队发现 GADD45 被 p53 所控制，是被这个肿瘤抑制基因所开启的基因之一，可以引发卡斯坦首先揭示的 G1 检查点阻滞现象。很快，福格斯坦发现另一个基因 p21 也参与了同一事件，也是直接由 p53 控制。

从这些不同科学家所做的研究里浮现出来的图景是：p53 是细胞内部通讯网络枢纽的一个总开关。它的工作是对收到的 DNA 损伤信号进行反应，通过招募相关的"下游"基因阻止细胞增殖，等待对其命运的下一步决定。通过这种方式，细胞的 DNA 如果发生了可能危及机体的损伤，就会被剥夺增殖的能力。

研究者们在他们共同发表在 1992 年《细胞》杂志的论文里描述了这一图景，卡斯坦说这是"我的科研生涯里所做过最有趣的事情"。就在这篇论文发表之前，他参加了他的第一次 p53 大型会议，那年由摩西·奥伦和瓦尔·达罗特在以色列主持。奥伦已经看过卡斯坦关于辐射后检查点阻滞的原论文，非常兴奋地邀请这个美国人在全体会议上发言——面对整个严肃的 p53 研究界。"最有意思的是，我在 p53 研究界完全是个无名小辈，"卡斯坦说，"我参加了这次会议，在这篇论文发表在《细胞》的当天，我走向讲台并做了关于整个信号转导通路的报告。"之前没人见过这些数据，它在听众中产生了强烈的影响。

"我只是一个实验室的无名小辈，"他继续说，"但是我恰好问了一个重要的问题，因为我阅读文献非常仔细。我在正确的时间，用正确的技术，并在正确的细胞类型里探究了这个问题。"

抑癌基因 罕见退行性疾病掌握了关键

不是每个人都准备全盘接受卡斯坦的模型。在 1992 年那个阶段，这一理论最模糊的部分是它与共济失调性毛细血管扩张症的联系。没人知道这些病人是缺失了哪些部件使他们对辐射如此敏感。他们只知道，在正常情况下，向 p53 发送 DNA 被危险地损坏这个信号并启动整个损伤修复系统是很关键的。为寻找这一个或多个相关的基因，30 名国际科学家付出了艰巨努力，各个实验室之间经历了激烈的竞争，最后特拉维夫大学（Tel Aviv University）的约西·希洛（Yossi Shiloh）领导的一个团队在 1995 年宣布了成功，这个时候，事情开始变得更加明朗。

单枪匹马寻找 AT 基因占据了他超过 15 年的时间，当我通过电话采访时，身在纽约的希洛告诉我。2012 年他在那里进行学术休假。事情开始于他的大学导师迈蒙·科恩（Maimon Cohen）教授建议这个年轻的科学家参加他在南以色列一个小镇进行的田野调查。在那里他们遇到了一个罹患共济失调性毛细血管扩张症的摩洛哥犹太家庭。希洛刚刚获得了硕士学位，正在到处寻找博士论文的主题。"科恩教授有一个隐藏的目的——让我对 AT 感兴趣，"他说，"这很奏效，因为当我看到那些病人时，我几乎马上决定，这是需要研究的重要问题。首先，因为这是一种极端的人类悲剧，在那时它是一种'孤儿病'——没人关心这种有着长长名字的罕见病。其次，很显然对 AT 的理解可以衍生到医学中的很多领域——神经学、免疫学、癌症的遗传倾向和非遗传倾向——因为 AT 就像医学里的小宇宙，它牵涉到如此多的人体系统。"

希洛没有认识到找到这种多症状综合征的原因有多难——多年来 AT 研究者的共识是，这种疾病有四种不同的类型，可能至少有四种相关的基因。第一个突破——希洛认为是这场基因寻找比赛的发令枪——来自于洛杉矶加州大学的理查德·加蒂（Richard Gatti），他的研究对象是俄亥俄州（Ohio）的阿米什人（Amish）。在 1988 年，加蒂使用一种被称为连锁分析的技术，成功地将导致 AT 的基因定位到了 11 号染色体的一个区域，这种技术被用来寻找遗传标志——分布在基因组里有着异常"拼写顺序"的 DNA 片段，他们在特定遗传疾病人群里稳定存在，在健康个体里面则没有。研究者用统计学来预测哪一个或哪些标志与目标基因最近。这缩小了搜寻范围，但寻找到真正的基因仍然类似于你在寻找一个人的房子时，只知道他所在城市的名字。在成功达到目的前，希洛和他的团队又花了 8 年时间。

抑癌基因

"回顾往昔，我再次惊讶，8 年里，我们整个实验室只研究这么一个项目……"他说，"你知道，科学家是非常个人化的……今天我们仍研究AT，但实验室每个学生都有自己的项目。在那时，整个实验室，几代学生和博士后都专注于在 11 号染色体的那个区域里探寻基因，分析它们，克隆它们。"

今天，多亏人类基因组计划和敲下鼠标即可获得的基因和序列的丰富数据，这样的工作已经相当简单容易。但在 20 世纪 90 年代中期，这仍很耗时并需要大量的劳动，还依赖于与 AT 家庭的紧密合作，他们的个体DNA 是研究的生命线。在希洛团队克隆的数百个基因中，有一个基因特别吸引他们的注意，因为它不同寻常的长——太长所以他们不得不重复几次克隆程序来确保它的真实性。很明显这是一个巨大蛋白质的配方——他们很快发现，这个蛋白质具有负责发送细胞内信息的"信号"蛋白的特点。

希洛回忆起那天，他们认识到这就是每个人一直在寻找的东西。"我在上课，当我从课堂回到实验室，我的学生手里拿着一个'Southern 印迹'（一个分离 DNA 片段的实验）结果。我记得非常清楚，她对我说：'这个家庭的这个基因有点古怪。'这是我们在巴勒斯坦阿拉伯家庭中找到的。我看着那个印迹，很明显这个家庭的那个特殊基因缺失了一大部分。这是一个非常明显的结果。当时我被震惊了，但我尽量镇定和平静地对她说：'这看起来真的很有趣，这里肯定有点东西是我们所不知的。你为什么不用整个家庭和额外对照人群的 DNA 样本重复一下实验呢？'"

她这样做了，结论无可辩驳：这就是那个基因，它的损坏导致了希洛团队在所有 AT 病人中看到的那种疾病。那是一个高度紧张的时期，希洛回忆道。寻找这个基因的竞赛到了最高峰的时候，到处传播着某个人成功的流言，马上发表他实验室结果的诱惑越来越大。但他有一个直觉，也许到最后只有一个基因——不是每个人都猜想的四个——和 AT 的不同表型相关。要证明这个可能需要时间，而其他人也许会抢先得手，但是在经过内部频繁的讨论后，实验室每个人都同意先不忙宣布他们的结果，直到证明了他们的假说再对外发表。这是一段令人紧张的时期，但是赌对了：AT真的是由于单个基因的缺陷造成的，国际共同体将其命名为 ATM，突变共济失调性毛细血管综合征基因的简称。

这正是卡斯坦描绘的 DNA 损伤反应理论中所缺失的细节：很快他和其他人证明了信号的传导途径，ATM 首先感应到 DNA 链断裂，然后将信号传递到 p53，p53 接下来会转换相关的遗传开关，阻止细胞分裂。这是该机制的生化证据，它终于使怀疑者信服，p53 对 DNA 损伤的反应是其作为肿瘤抑制基因的中心作用。

"你知道，再怎么强调约西的 AT 基因克隆工作的重要性也不过分，"卡斯坦评论道，"他会有点谦虚地淡化它，但人们找这个基因找了 20 年——包括他在内——而且它产生了这样的影响……它真的开拓了整个 DNA '损伤—信号' 领域。约西是个挑剔的科学家，正因为这种挑剔，使他获得了成功。"

"他飞到巴尔的摩来告诉我，他克隆了这个基因，我记得非常清楚，他坐在我的客厅：说，'好吧，我们得到了这个基因，我们叫它 ATM，是共济失调性毛细血管综合征突变基因的简称。'"我看着他说："好吧，听起来很好，但你知道 ATM 在美国有另外一个意思吗？"我给他解释那些刚出现的自动取款机。他面色一沉，我就说："别担心，约西，人们会知道它是这个信号通路里真正的财富！"事实也是如此。这个领域的研究正是在那时开始爆发。

基因抑癌 多种应激，多种反应

在各地的实验室里，研究者开始检验这个模型，各种证据不断增加，证明更多的 DNA 损伤因素——以及对细胞机制更多的微小应激——能启动 p53 反应阻止细胞周期的进行。不断增加的长名单包括日光里的紫外线、环境化学物和激活的癌基因，以及自然衰老和细胞内部低到危险水平的氧气及重要营养素比如葡萄糖。重要的是，每种应激因素都有其特定的信号途径——从发送一级警报信号告诉细胞不能进行细胞分裂从而启动该反应的蛋白质，到 p53 开启的一系列基因。但这些途径都产生了同一效果：阻止潜在有害的突变传递到细胞的下一代去。

研究者的狂热还被一个发现所驱动：正如有很多不同的应激因素可以

触发 p53 反应，这种反应也会产生很多不同的后果。除了可以在 DNA 损伤被修复时暂时停止细胞分裂外，p53 还能诱发一种永久性的停顿状态，被称为衰老。而且，在某些特定情况下，它还能引导严重受损的细胞自杀——很多人认为这一过程是它武器库里最重要的武器。

1992 年，p53 的共同发现者大卫·莱恩，从大量分散文献里整理所有信息，为《自然》杂志撰写了一篇综述，综述里他将 p53 称为"基因组的卫兵"——本质上，指在我们细胞里采取行动从案发现场清除危险个体的警察。按照平常人这么想，这一比喻很恰当，但如果一名科学家作出这样的论断是不同寻常的大胆。"某种意义上我在挑战整个领域，"莱恩促狭地笑着说，"写一篇科学论文，你要说，这样推论并非毫无理由……但是在这篇论文我写道，它就是这么工作的！然后每个人都想，好吧，挑战来了！但这是事实吗？不是吗？就算是现在也不是人人都信服，但它引起了争论，这就是它的目的所在，这对于科学发展非常重要。"

超越他的时代

这个故事还有一个悲剧性的注脚。牵涉到一个叫沃伦·马尔茨曼（Warren Maltzman）的年轻科学家，在 20 世纪 80 年代早期，他在阿尼·莱文实验室做过短期的博士后，后来又到了罗格斯大学（Rutgers）、新泽西州立大学（the State University of New Jersey）。沃伦·马尔茨曼在斯坦福的博士研究关注的是细胞如何修复损伤的 DNA，当他加入莱文团队时，自然就转入了对 p53 的研究。在罗格斯大学，这两个领域融合到了一起，马尔茨曼观察到，在紫外线（就像日光）处理过的正常的非癌细胞中，p53 的含量急剧上升。他在 1984 年将这一发现发表在《分子和细胞生物学》（*Molecular and Cell Biology*）杂志上。"在那个阶段，"莱文说，"我们还不知道 p53 是一种肿瘤抑制基因，我们不知道它的水平上升意味着什么，所以他的论文被广泛地忽视了。如果每个人都认识到这点，我们也许就能知道 p53 与 DNA 损伤和修复反应相关，我们就能发现它能转录那些基因……但是……理解其意义的人还没有来到那个时代。"尽管在接下来申请研究职位的时候，莱文为他写了一封很好的推荐信，马尔茨曼的学术生涯还是终止了，他去了工业界。"我为此感到遗憾，因为这个人做出了一个超越时代的贡献……从多方面来说，这是科学中的人类故事。"莱文沉默了。

> 在科学界，每几年就会发生这样的故事，某件原本被认为是错误的事情，突然革新了整个领域，或者某个黯淡、被鄙弃的想法，突然变成一个新理论领域的统治者。
>
> ——罗伯特·穆西尔（Robert Musil）

第11章　死如秋叶

本章我们将发现 p53 用以抑制肿瘤的另一个更加强大的策略：促使受损细胞自杀。

矛盾的是，当前生物学——生命和活生物体的科学——最重要和最有活力的主题之一是死亡。更准确地说，是程序性细胞死亡，或者说凋亡（apoptosis），它产生的科研论文数量对 p53 发起了有力挑战。但这不是我们大部分人所了解的那种死亡——腐烂和腐败的过程，身体组织的细胞裂解并释放出内容物，细菌在上面繁殖，释放出臭味。坏死（necrosis）一般是由于随机、创伤性的损伤引起，细胞裂解释放出的内容物损害周围组织，被视为炎症。与之相反，凋亡是生命程序的有机组成——一种再循环过程，在此过程中，细胞膜仍然保持完整，内容物被系统性地分切成碎片并被重新包裹，然后被免疫系统的清道夫细胞——吞噬细胞吞进去，或者被邻近细胞所消化。

凋亡是一种萎缩及安静分解的过程。有序而不可见。几十年以来，它

抑癌基因

属于胚胎学家和昆虫学家的领地，因为这是人类身体在子宫内形成时所必经的过程，它能去掉手指和脚趾间的网状皮肤、形成器官以及建造大脑。它使得蝌蚪在长成青蛙时能把尾巴萎缩掉。而且它也是变态过程的一部分，通过这一过程一只毛毛虫能在蛹中变成蝴蝶或飞蛾，或者让一只若虫变成蜻蜓。事实上，正是一名叫理查德·洛克辛（Richard Lockshin）的昆虫学家想出了"程序性细胞死亡"这一概念——在它获得另一个名字"凋亡"的十年前——来强调这个事实：这是一种基因控制的过程，在生物学上是有益的作用，而不是意外或毁灭性力量造成的结果。

理查德·洛克辛是最早研究这种现象的生物学家之一，他成为了国际细胞死亡协会的创建人之一，也是这一领域的领头者。他在哈佛读生物学本科的时候就对昆虫变态过程发生了兴趣，这是他研究这个主题的原因，那时他获得了在昆虫学家卡罗尔·威廉姆斯（Carroll Williams）实验室"溜达"的机会，做一些洗试管和实验技术员的工作。"威廉姆斯是昆虫激素方面的世界级专家，他把他在英格兰学术休假见到的下午茶习俗带来了实验室。所以我度过了很多个下午，兴致勃勃地聆听他们对昆虫变态机制的讨论。"在 2008 年，他 70 岁的生日会上，他这样告诉一名来自《细胞死亡和分化》（*Cell Death and Differentiation*）杂志的记者。

威廉姆斯后来成为了洛克辛的博士导师，程序性细胞死亡变成了他博士论文的主题。他的研究得到过一次有力的促进，一次威廉姆斯去日本旅行，发现当地蛾蛹价钱非常便宜，就订购了 20 000 个送到他在哈佛的实验室。"当这些蛾蛹到达时，他吓坏了，因为它们在运送途中已经启动了变态过程。"洛克辛说，"对于差不多每个人来说它们都快没用了，除了我——只要我愿意不停歇的工作，而我愿意。在短期内我拥有了比梦想更多的实验材料。"

程序性细胞死亡开始出现在主流生物学界的视野，是通过三个病理学家——约翰·克尔（John Kerr）、安德鲁·怀利（Andrew Wyllie）和阿拉斯泰尔·柯里（Alastair Currie）的工作，他们仨在 1971 年，一起聚在苏格兰的阿伯丁大学，克尔从家乡澳大利亚的布里斯班来到那里度过一年的学术休假。克尔长久以来就对细胞死亡着迷，1962 年在做博士研究的时候他第一次注意到了这个现象，当时研究涉及的是检测切断主要血供对大鼠肝脏产生的效应。他可以看到肝脏大部分都出现了清楚的坏死迹象，显微镜下显示了所有降解的特征。但在用目镜观察肝脏银染的超薄标本时，他还看到了别的东西——稀疏散落在肝组织里的单个细胞；小圆泡状的细胞质，星星点点的 DNA 片段。这也是死亡，但是没有降解，周围组织也没有炎症。因为对昆虫学和发育生物学领域的文献一无所知，基于它在肝受损后发生萎缩的过程中起到的明显作用，他把所看到的现象称之为"萎缩性坏死"。

回到布里斯班，在昆士兰大学（University of Queensland）的病理学系，克尔开始用电子显微镜更深入地研究这个过程。很快他开始检测肝脏以外的组织，并发现了同样的现象——特别是在皮肤癌和其他肿瘤类型里面。他和同事推论，程序性死亡一定是肿瘤在治疗后发生萎缩的原因，有时也会造成自发性的萎缩。

克尔不同时间发表在一个杂志上的系列电镜照片，吸引了阿伯丁大学病理学教授阿拉斯泰尔·柯里的注意。柯里在他年轻的博士生安德鲁·怀利的工作中看到了相似之处，他们当时在用类固醇处理实验大鼠的肾上腺，引发了萎缩。怀利对 p53 研究做出了重要贡献，还是医学生的时候他受活力四射和慷慨大方的柯里的影响投身于他的羽翼下攻读博士学位。柯里在 1994 年就已过世，但当我在谢菲尔德（Sheffield）一次病理学会议的间隙与怀利见面时，他告诉我："阿拉斯泰尔对每个人都很感兴趣，他知道每个人的名字。他有兴趣了解每一个个体——他有兴趣了解我。"当我们在边上一个房间喝咖啡的时候，他深情地回忆起柯里与他的学生们之间发生的"针锋相对的伟大讨论"，有着敏锐头脑和促狭幽默感的教授显然很爱他的学生们。

在接受阿伯丁的职位前——这把他和他的大家庭带回了他们钟爱的苏格兰——柯里在伦敦皇家癌症研究基金会做了三年的病理学负责人。从一开始就深深吸引他的一个问题就是，肿瘤是如何萎缩的。既然没有明显的死亡迹象，他推论一定是存在某种细胞"退出"过程，他让他年轻的博士生研究这个东西。

"开始的时候我非常幼稚地想知道这种消退是否属于一种意义更广泛的过程，"怀利告诉我，"肿瘤的很多行为都是对正常细胞行为的某种变相模仿。如果正常细胞要经历死亡和新生的循环，那么也许肿瘤的消退也与此有关。这是一些天马行空般的想法，但很难设计实验来进行深入的研究。"

设计肾上腺的实验是为了检验正常的生理过程，但正是在这个实验里怀利和柯里开始看到吸引了克尔的那些单个散布的细胞。然而这两个阿伯丁的病理学家使用的是平常的光学显微镜，不能显示这些小圆泡的任何细节，然后柯里兴奋地看到了克尔的高分辨率图像。他设法安排了日程，将看望他在澳大利亚工作的女儿和在布里斯班当一段时间访问学者安排在了一起，特别是安排与克尔见了一次面，他建议这位澳大利亚人到阿伯丁来度过他马上到来的学术休假。

"在他去澳大利亚之前，阿拉斯泰尔让我注意约翰·克尔在《病理学杂志》（*Journal of Pathology*）上发表的一些出色论文，我必须承认一开始我并没有多留心。"怀利现在快七十岁了，这名小个子，戴着眼镜的苏格兰人，说话轻柔、清晰，他全身都带着欣喜的笑意，回忆起他的第一反应。这最终被证明是某些重大事件的开端：这三个人的合作研究将揭示生物学上最基本的过程之一，并将永久改变人们看待癌症的方式。

到达阿伯丁开始学术休假后，克尔用他的电子显微镜观察肾上腺组织，确认了"萎缩性坏死"的存在，而且和他在家里实验看到的现象具有相同特征。怀利在大鼠乳腺肿瘤里发现了同样的现象，这个实验里去除了大鼠的卵巢，从而剥夺了肿瘤所依赖的激素。听说他们的工作后，阿伯丁病理系一名正在读博士的发育生物学家艾利森·克劳福德（Allison Crawford），让他们注意大量文献报道的发育胚胎里的程序性细胞死亡。这是一个科学研究能变得单一、狭隘的例子，他们中间没一个人在这之前察觉到这一知识的富矿。但现在他们知道，他们在各种组织、各种正常和病理的细胞条件下观察到的，是一种在生命很多方面扮演着重要角色的自然过程——一种对有丝分裂即细胞分裂很重要也起补充作用的过程，能在制造新细胞时通过清理老的、损坏或者多余的细胞来调节生物体内的细胞种群。

据怀利所说，阿拉斯泰尔·柯里为"萎缩性坏死"这个名字困扰不已，因为它不能很好地与腐败过程进行区分。而"程序性细胞死亡"听起来是提示它只是一种发育程序，别无其他。"毫无疑问，对这个现象的首次描述和首次适当的分析是约翰的功劳。但是我想阿拉斯泰尔的远见在于他强调了细胞死亡过程的固有特质与坏死是迥异的，"他告诉我，"然后这个故事有趣的地方……这可能只会发生在像阿伯丁这种地方，这样一个小大学，开朗的人可以在午餐时与其他教授会面……阿拉斯泰尔遇见了希腊语和拉丁语教授詹姆斯·科马克（James Cormack），然后请求他推荐一个术语。如果这个术语与'有丝分裂（mitosis）'押韵就再好不过了。"科马克建议用"凋亡（apoptosis）"。古希腊诗歌用它来描述秋天的落叶，而且已经被用于医学语境了——差不多 2 000 年前，希腊医生盖伦（Galen）用之描述伤口痂皮的掉落。

克尔、怀利和柯里在 1972 年 8 月发表于《英国癌症杂志》（*British Journal of Cancer*）的论文里将这个术语介绍给了更广阔的世界。《凋亡：一种在组织动力学上具有广泛作用的基本生物学现象》这篇论文多年来在科研文献里得到了海量的引用，但在那时，它受到了惊人的冷遇。"实际上，《柳叶刀》（*The Lancet*）杂志的圣诞特辑里有一个填字游戏，其中一个问题是：什么是凋亡？我们那时是生物学的笑话！'这些家伙在研究死亡，嘀，嘀！'"

但他们三人并没有沮丧，他们和少数几个人丝毫不惧怕被别人称为疯子，他们远离人们的视线工作，力图揭示凋亡的运行机制，并逐步瓦解那时占据主流癌症研究界只关注细胞生长的专一固执的观念。但是直到多年后 p53 DNA 损伤反应与凋亡——或者像有些人习惯称呼的"细胞自杀"——的联系被发现后，这一现象的广泛意义才被最终接受，并革命性地改变了大家对癌症的看法。

目前，流行的看法是，癌症是一种无序生长的疾病。凋亡提示了一种肿瘤形成的补充模型：正常速率生长的细胞不会在合适时机死亡。这里我们可以用往浴缸放水进行简单比喻。你可以开放水龙头让进水比放水快（增殖）或者你可以将水龙头保持正常速度，但是塞上塞子阻止水流掉（阻挡细胞死亡）来放满水。你用两种方式都可以达到同样的效果。

意外机缘在这次癌症观念大变革中也扮演了角色，就像许多重要的科学发现一样（想想青霉素和亚历山大·弗莱明意外留在实验台上没盖盖子的细菌培养皿，使它被抗生素霉菌污染）。在 p53 的例子中，机缘事件发生在摩西·奥伦位于以色列的实验室里。那一年是 1990 年。奥伦和他的团队正在研究已知具有癌基因性质的 p53 突变体的活性，试图弄清楚它们如何导致恶性转变，当时他们在魏茨曼研究所的实验室被要求往上搬一层。他们那时是个小团队，所以很快就将包括两个孵箱在内的设备搬了上去，并在新环境下工作，以继续进行他们的实验。但是他们开始注意到，即使是相同的环境并设置了相同的温度（37℃），其中一个孵箱的细胞不再能像在楼下一样生长，但搬到其他孵箱后又能继续生长。出现了什么问题？

细胞不生长对于实验室来说是个坏消息，因为这样就没有"东西"可以研究了。奥伦的队伍试了所有的常规招数，比如换掉培养皿里的培养基，来诱使怠懒的细胞复苏。"但是想了两个月办法，还是有问题，我们坐在一起，说：'好吧，这发生了什么？'"我在魏茨曼访问奥伦时，他解释道，"我们认识到只有一些细胞——而且只在那个孵箱里——长得不好。当我们更仔细地观察，发现只有那些具有某个特定突变体的细胞才受影响。"显然，孵箱的某些东西使得这些具有该 p53 突变体的细胞不太高兴，团队最终决定检查一下温度。"我有点羞愧没有早点这么做。我当学生时，人们告诉我要一直在孵箱里放一瓶水，里面放一个温度计，不要只信任那些数字显示器。这样做之后，我们马上就发现那个孵箱大约只有 33.5℃（92℉），而不是 37℃（99℉）。"

肯定是某个人在搬家的时候把恒温器弄坏了，但这次事件揭示了该突变体一个无价的特质：它对温度敏感。虽然花了点时间来理解和检验这一点的完整意义，奥伦最终还是发现，这个突变体在 37℃（99℉）时表现得像正常的癌基因，这是实验室研究的常用温度，在 34℃（93℉）以下时则表现得像一个肿瘤抑制基因——就像野生型，未突变的 p53。

奥伦很熟悉病毒学里面的温度敏感性突变体，他知道他在此时所偶遇的——这次是在哺乳细胞而不是病毒里——是一种非常有价值的工具。p53 研究领域是一个潜在的金矿。它意味着科学家可以把这个突变体放到不同的细胞类型里观察它的活性，先让它作为常规癌基因来促进恶性转变，然后降低孵箱温度以观察这些癌细胞如何应对改换面貌的野生型 p53。

更重要的是，他们可以从零点开始随着时间推移追踪反应过程。

奥伦团队在很多种细胞里测试了这种可切换的突变体，并发现它在低温度表现为野生型 p53 时，能抑制那些受损细胞进行细胞分裂——那时这并非新的观点，已经被证实。然而他们特别想知道的是，小鼠白血病细胞通常不存在任何活化的 p53，如果他们开启这种野生型行为，将会发生什么。所以他们将这种温度敏感性的突变体引入到魏茨曼另一个实验室的白血病专家利奥·萨克斯（Leo Sachs）提供的细胞中，然后将孵箱的温度降到 32℃（90℉）。

做这个实验的博士后希望看到一些有趣的发现，但当她回头检查她的细胞时，却沮丧地发现它们全死了。"通常，当你看到细胞全死了时，你不会想到什么有趣的可能性，"奥伦评论道，"你会认为你什么地方做错了，并且这意味着你不得不把实验再做一次——她这样做，还是得到了同样的结果。在重复做了两周实验后，很显然这个实验的操作方式没有问题，细胞就是死了。"

奥伦很快认识到这很有趣并且很重要，虽然他不知道如何解释它。所以他把结果带到走廊另一边的利奥·萨克斯那里请教。萨克斯建议他考虑一下凋亡——一种奥伦从来没听说过的过程——并且指导他去找这个领域仍然稀少的文献，包括克尔、怀利和柯里的论文。奥伦被吸引住了，他染色了培养皿中的死亡细胞，使它们能在显微镜下观察到。它们看起来和凋亡的教科书图片一模一样，并且进行确认的进一步实验都指向了同一件事："p53 通过凋亡来杀死癌细胞，我们对此非常兴奋。"

奥伦特别想把他的发现与他的老朋友兼导师阿尼·莱文分享，当我在普林斯顿拜访他时，莱文笑着告诉了我关于他们讨论的故事。那是 1991 年 4 月在维也纳举行的一次会议间歇，奥伦在那里首次公开报告了他的发现，在一次咖啡休息时间，他满怀期待地走到他的前老师跟前。"我不得不承认做了一次错误判断！"莱文说，"摩西和我非常亲密，因为他是我的博士后。摩西给我看了凋亡的结果，他说：'那你怎么看？好故事吧！'我说：'我不知道这是否会有好前景。'摩西看着我，哦，这可不好！但是那没关系，他是个聪明人，他继续介绍，表示这很重要，很关键等等。但我一直对我当时的第一反应感到好笑，'我搞不懂为什么这很重要！'"

抑癌基因

"你知道，这说明你对事物形成了一种思维定式。作为一个科学家你希望你对事物拥有完全开放的心态。但当你忠于某个理论，你想坚持这个理论时，你会本能地开始排斥其他理论，对吗？这就是真相！这就是科学运行的方式。"（这也恰恰说明了反对将死亡作为生物学相关研究主题的偏见有多强，在克尔、怀利和柯里关于凋亡的论文发表 20 年后，一些最知名的科学家仍然准备否定它。）

奥伦的团队首次揭示 p53 能促进凋亡，但是他们实验的设置和他们在培养细胞里激活 p53 的方式是人工的。关键问题是，这种现象在何地何时可以发生在真正的生命中？大西洋两岸研究转基因小鼠的科学家已经开始探讨这个问题。

科学是无助的机会主义者；它只能顺着技术开拓的道路前行。

——霍勒斯·弗里兰·贾德森
（Horace Freeland Judson）

第 12 章　人鼠之间

本章我们将了解基因工程小鼠实验，通过与研究者在培养皿中看到的现象进行对比来检验 p53 在真正生命中的活性。我们还将了解，传统放化疗的致命副作用也许可以避免。

在 p53 的漫长历史里，大量的数据产生于科学家对试管和培养皿中的组织碎片和细胞群进行的细心研究——来自在超级可控环境里被诱导和操控的样本。"这些（系统）简单又方便，但它们不是真实世界。"大卫·莱恩说，听起来有几分谨慎。"研究 p53 越多，我就越能认识到，在真实世界里它行使功能的水平和方式是非常不同的。"组织培养本身已将细胞置于应激下，并使 p53 进入一种警觉状态，他说，大部分研究者实际上研究的是蛋白质高度活化与中等活化状态间的差异，而不是活化和非活化蛋白质的差异。用动物模型做实验会得出不一样的结果，会更加微妙。

对这个事实认识的背后，是 p53 研究的传奇故事之一，牵涉到大卫·莱恩和他的朋友兼同事彼得·霍尔，两个人那时都在邓迪（Dundee）大学

抑癌基因

工作。那一年是 1992 年，故事开始于两个科学家在繁忙的一天结束后到当地一个酒吧喝酒，他们琢磨着一个关键问题：p53 能否在真实生命中对细胞的应激产生反应，就像它在实验室的组织培养物中达到的那样？他们知道其他人也在探寻同样的问题，寻找答案的竞争也非常激烈。他们还知道他们面临着向英国内政部申请动物实验许可证的如山文件，他们对未来不可避免的延迟感到非常焦虑。然后霍尔有了一个点子：为什么不在他们自己身上做实验呢？没有犹豫，他自愿当一回荷兰猪（实验品），两个人开始制定计划。一些年后在告诉我这个故事时，霍尔说因为他富有特色的反抗精神，他和莱恩知道，他们冒着因为不遵守标准程序而触犯当局的危险，但是他们那一刻斗志昂扬，所以一点也没在意。

这个实验需要将霍尔的手臂置于太阳灯的辐射下——"和在希腊海滩晒 20 分钟相当"——并在不同时间点取一系列皮肤活检标本来观察 p53 的活性。"我们估计，如果这个基因确实能在活生物体内对应激产生反应，我们应该可以在我被辐射的皮肤细胞里看到 p53 蛋白质的聚集。而这正是我们实际看到的，"霍尔说着，卷起袖子，露出那九个小伤疤。"我们在我身上做了实验，因为我们想要快速的结果……这些伤疤都感染了，"他笑道，"但这个实验做得非常好，它将这个领域的研究推进了相当大一步。"

尽管是些特殊的实验，但酵母、线虫和果蝇还是告诉了我们很多关于细胞如何运作的知识。但要洞察更复杂的生物，比如我们人类自身——具有器官和骨骼、循环血液和免疫系统——的运作，比较好的动物模型是小鼠。小鼠与我们相似，有大约 25 000 个基因，几乎所有基因在人类自己的DNA 中都有对应。更重要的是，小鼠的成本很便宜，它们繁殖快，大约每9 周就能生一个新幼崽，而且操控它们的基因组要相对容易一点。

几十年来，科学家用选择性繁殖技术制造具有目的遗传特征的小鼠。此外，还可以用可产生特定突变的化学物来扰乱它们的 DNA：一种被称为"化学致突变"的过程。后来在 1989 年人类迎来了第一只转基因小鼠的诞生，制造这种小鼠的是一种叫作"同源重组"的成熟技术。这种小鼠是一种能改变一切的新"精密工具"，而同源重组技术的开发者，美国工作的马里奥·卡佩基（Mario Capecchi）和奥利弗·史密瑟斯（Oliver Smithies）都赢得了 2007 年的诺贝尔医学奖，英国工作的马丁·埃文斯（Martin

Evans）与他们分享了这个奖，他是首个分离创造出转基因小鼠的胚胎干细胞的人。

这个故事发生在埃文斯在美国进行为期一月的访问时，他想去马萨诸塞州剑桥（Cambridge，Massachusetts）的怀特海德研究所（Whitehead Institute）学一些新技术。完成任务的时间这么短，为了不被干扰，他决定不进行任何讲座或结识任何新朋友。他甚至不想和实验室以外的任何人说话。然而，他接到了同胞史密瑟斯的电话，此人很多年前就来到美国，史密瑟斯非常想跟着埃文斯进一步学习他的胚胎干细胞知识，这对他自己的研究目标很关键。"我直到今天还记得，我对他说：'奥利弗，你是我会过来拜访的唯一一个人……'"埃文斯在诺贝尔颁奖典礼上对一个采访者如是说。在接下来的周末，口袋里带着一瓶细胞，他出现在了史密瑟斯的所在地。

同源重组——用更叙述性的语言说是"基因打靶"——利用了细胞修复断裂 DNA 的天然功能，细胞能利用来自另一条染色体上的小片段匹配 DNA 修补断裂的 DNA。在基因打靶时，科学家把一段携带目标基因的外来 DNA 片段注入到细胞中，他们靠它来找到合适位置（识别基因匹配序列的位置）并将自己插入到宿主 DNA 中，在这种情况下将原序列踢出来。

近几十年来，这种方法被用来创造成千上万种小鼠，精确改变它们的基因来模拟人类的健康和疾病状态，从癌症、糖尿病和囊肿性纤维化到失明、肥胖和酒精中毒。实际上，制造转基因小鼠已经成为某种家庭式作坊技术了，马里奥·卡佩基在斯德哥尔摩他的诺贝尔演讲上告诉听众。这一成就大部分要归功于他自己的固执，1980 年，他去美国国家卫生署（NIH）寻求基金资助他的新技术开发时，他被告知算了吧。将这个技术成功应用到哺乳动物细胞的机会非常渺茫，他本应该放弃。因为确信自己的研究价值，卡佩基没有理会，很快他的整个实验室都在攻关这个项目。当 1984 年他们在哺乳动物细胞中的实验奏效之时，他再次向 NIH 的同一个部门申请基金。这次他成功了，而 NIH 在同意函中也很有风度地说："我们很高兴你没有接受我们的建议。"

抑癌基因

抑癌基因 马里奥·卡佩基和"基因敲除"小鼠

对 p53 研究而言，最有价值的一种转基因小鼠即所谓的"基因敲除"小鼠，这种小鼠的 DNA 被删除了一个特定基因，常用来观察动物在没有该种功能后如何改变。尽管这三个诺贝尔获得者都被公认为"转基因小鼠之父"[①]，但基因敲除技术作为基因打靶技术改良版本的产物，却是卡佩基的独创。小说家都编不出卡佩基朝科学顶峰前进的神奇历程。卡佩基从 4 岁起，在第二次世界大战满目疮痍的意大利街道上艰难地生活了 5 年，直到 9 岁才开始上学。

1937 年他生于维罗纳（Verona）——那段时间法西斯主义和纳粹主义正肆虐这个国家，他在给诺贝尔委员会的个人简历中写道："我的母亲，露西·兰贝格（Lucy Ramberg），是一名诗人；我的父亲卢恰诺·卡佩基（Luciano Capecchi）是意大利空军军官。他们有过一段激情的岁月，我的母亲很聪明地选择了不嫁给他。"

卡佩基的母亲在巴黎索邦大学（Sorbonne in Paris）学习，在那里她在政治上变得很活跃，参加了波希米亚主义党（Bohemians），这是一个公开反对法西斯的诗人群体。她在 1937 年回到意大利，那年 10 月生了马里奥，并最终在阿尔卑斯山蒂罗尔（Alpine Tyrol）的一栋小木屋里带着他定居了下来。因为担心她的激进会太招摇，她开始存钱来拜托邻居——一个意大利农民家庭，如果她被带走就请这位邻居帮忙照顾她的小孩。

"在 1941 年的春天，德国政府官员来到我们的小木屋并逮捕了我的母亲。这是我最早的记忆之一，"卡佩基写道，"我的母亲教会我说意大利语和德语，所以我很清楚发生了什么。我感觉到很多年我都不会再看到我的母亲了。"刚刚三岁半他就搬到了邻居家，加入了农场的简单生活。"在秋

---

①事实上，历史上第一只转基因小鼠是 1982 年由在华盛顿大学（Universities of Washington）和宾夕法尼亚大学（Universities of Pensylvania）工作的理查德·帕尔米特（Richard Palmiter）和拉尔夫·布林斯特（Ralph Brinster）各自创造的。正因为他们的成功，卡佩奇和史密瑟斯对基因改造变得更加容易和精确，从而获得了诺贝尔奖。

天结束的时候，葡萄需要用手工收获并被放到了巨大的木桶里面。我们孩子脱光衣服，跳到木桶里面用我们的脚捣碎葡萄。我们变成尖叫着的紫色人形。我仍然记得那辛辣的气味和新鲜葡萄的味道。"

卡佩基还记得有一天美国战机低飞到田野上空，"残忍无情地"扫射那些农民。但他记不得支撑他生活的钱是怎么或者为什么花光的，仅仅记得 4 岁半的时候他就不得不离开农场。"我开始靠自己了，"他写道，"我去了南方，有时住在街道上，有时参加其他无家可归小孩的帮派，有时住在孤儿院里，大部分时候我都是饥饿的。我对这 4 年时光的记忆是鲜活的……一些记忆残酷得不能描述。"

卡佩基的母亲活着从德国监狱营中出来后，开始寻找自己的儿子，并在 1946 年 10 月瑞吉欧·艾米利亚（Reggio Emilia）的一个阴冷医院里找到了他，他正在那里治疗营养不良和伤寒。而后，两人一起去了美国，投奔露西在宾夕法尼亚州的弟弟爱德华·兰贝格（Edward Ramberg），他与妻子萨拉（Sarah）生活在一个公社里。萨拉教会了小马里奥读书写字，并送男孩进了学校。他的叔叔爱德华是一名物理学家，以参与开发第一架电子显微镜知名，而卡佩基自己在读大学的时候就选择了物理学和数学。他发现他的学业令人满意，但太过于依赖过去。他开始寻求挑战新颖和"个体研究者能在实验中更近距离、动手参与的科学"。

他在麻省理工学院的一次为期三个月的学习项目中找到了符合这两点的科学。那是 20 世纪 50 年代末期。"在那里，我遇到了分子生物学，这个学科刚刚诞生，"他写道，"它是科学和科学家的新宠儿。一切都是崭新的，没有限制，热情渗透了这个领域，物理学、化学、遗传学、生物学的热爱者都加入了这一行列。这个学科的共同前提是：最复杂的生物学现象一定能在分子层面上被理解，在简单生物比如病毒和细菌里观察到的生物学现象，都是对更复杂生物的一种镜像反映。"

卡佩基被勾住了魂。他申请了哈佛大学——"分子生物学公认的麦加圣地"——来读研究生，并被詹姆斯·沃森——和弗朗西斯·克里克一起在 1953 年发现 DNA 结构的发现者——录取，在被请教时他告诉卡佩基，他"如果想去其他地方就是他妈的疯了"。卡佩基评述道："这个信息简单而有说服力。"他在哈佛如鱼得水，在沃森"严酷"但公平且极度鼓励的

抑癌基因

教导下成长了起来。"在吉姆的实验室做科学研究很过瘾，"他写道，"作为个人，他是分子生物学的化身，作为他的学生，我们是他热情的实践者。他的张扬激发了他身边人的自信……他教我们不要去操心小问题，因为这种探索可能只会产生小结果……一旦你能搞定吉姆的实验室，剩余的世界对你来说就像小事一桩，这是非凡的训练。"

在得到博士学位后，卡佩基在哈佛又度过了 6 年，然后为了寻找更大一片天，他白手起家加入了犹他大学新成立的分子生物学系，那是由他尊敬并具有共同理想的科学家建立的。他从此留在了犹他，1989 年他正是在这里创造了基因敲除小鼠。斯科特·洛（Scott Lowe）和泰勒·杰克斯也正是用这种小鼠研究了 p53 在凋亡中的作用。

抑癌基因 如果"敲除"掉 p53 会发生什么？

"威斯康星大学（The University of Wisconsin）是一所农业学校，我们的动物模型是猪。所以除了学到脂蛋白①如何和它们的受体相互作用以及这种功能失常会怎样导致高胆固醇外，我也得到了使用动物模型的经验——特别是大型动物。"斯科特·洛快 50 岁了，身材适中，常带着微笑，用一种深沉、悦耳的中西部口音描述他如何进入分子生物学领域。洛高中时不怎么喜欢科学，希望自己能成为一名律师。但是本科在学习生物化学和遗传学课程时，他抓住了一个在实验室工作的机会，并发现爱上了它：提出问题并构想出检验想法的方法很有趣。他认识到，科学研究是他想做的东西。在从威斯康星大学毕业后，他成功进入了麻省理工学院这个聪明头脑和有趣科学的温床，大约 30 年前马里奥·卡佩基也在那里发现了他的职业兴趣。

在麻省理工学院，洛遇到了泰勒·杰克斯，这名年轻研究者已经积极地用上了卡佩基和其同事发明的新技术，他正在忙于创造各种各样的转基因小鼠去研究癌症相关基因。杰克斯制造了一些基因敲除小鼠，删除了多

———————————

①脂蛋白指一种脂肪和蛋白质分子的混合体。这种蛋白能帮助身体将脂肪运到所需要的地方。

种肿瘤抑制基因，他正在探寻一个简单和显而易见的问题：这些动物会得癌症吗？他有一个 p53 敲除的小鼠模型，但是因为被另一个也在研究同一问题的科学家抢先了一步，他的 p53 敲除小鼠搁置在那里无事可做。杰克斯很高兴洛能提出用它们做些别的实验。

洛已经迷上了凋亡。他用培养细胞做过一些研究，非常惊讶地观察到激活的癌基因可以促使凋亡发生，他并不确信 p53 扮演了什么角色，如果有的话。或许这种基因敲除小鼠能解答这个问题。他也见过奥伦发表在《自然》杂志关于温度敏感突变体的论文，在他用白血病细胞做的实验中，当恒温器设置得太低时，白血病细胞会自杀，而且突变 p53 会转化为野生型。"摩西·奥伦的实验非常令人兴奋，但是它过表达了 p53 基因，人总会担心那可能不真实——你不知道如果它在真实生命中是否也会表现成那样。"当我在纪念斯隆·凯特林医院造访他时，洛告诉我，他在医院的 11楼有一个实验室，那里可以俯视纽约城壮丽的屋顶风景。过表达这个基因就像用牛刀杀鸡，我提到。"对，这很正确，细胞病了，就会死，对吧？所以当时还不太清楚。特别是那种认为 p53 是检查点基因的观点仍然非常顽固。"

为了验证 p53 能否诱导人体细胞凋亡，洛决定从胸腺这个敏感度特别高的器官入手，而目前已知的是，程序性细胞死亡现象在这个器官中是存在的。胸腺产生的胸腺细胞对于免疫系统有着重要作用，它可以促进 T 细胞成熟。当 T 细胞不是防御外来微生物，而是开始攻击身体自身的细胞时，就会发生自身免疫性疾病。科学家们已经发现，在胸腺细胞的生成与质量控制中，有一套常规存在的循环回收机制，这一机制会通过凋亡这一途径，把那些可能闯祸的胸腺细胞淘汰掉，从而阻止自身免疫性疾病的发生。芭芭拉·奥斯本（Barbara Osborne）是一位利用假期时间在麻省理工学院（Massachusetts Institute of Technology，MIT）工作的免疫学家，她向洛和杰克斯建议，胸腺可以视作一个理想的研究对象。

洛解释说，现在我们已经认识到，许多刺激因素都可能导致胸腺细胞自杀。"所以我们决定，把所有已知的，可以触发此种反应的处理方式罗列出来，然后对普通小鼠与 p53 敲除小鼠进行处理，并对二者进行比较，看看在 p53 缺失的情况下，是否有某种处理方式会失去触发胸腺细胞自杀的效果。我们用了很多方法进行处理，在大部分情况下，无论 p53 是否缺失，细胞都发生了正常死亡。但有一种处理方法产生了不同的结局，那就是辐射，这种已知的可以损伤 DNA 的因素。有一种仪器，它能产生伽马射线——就是那种在放疗中可以治疗病人的射线，用这种射线来辐照 p53 敲除的细胞，其产生的杀灭作用并不会像作用于其他细胞时那样有效。这在一定程度上也是一个遗传学证据，反映了 p53 在凋亡程序中起到了至关重要的作用——区别于对所有细胞都适用的规则，这时 p53 的作用对象是一种很特别的亚型：受辐照的细胞。"

"在一定程度上，它仍符合目前已知的这一规律。即 DNA 损伤可以激活 p53，在其他（目前已经测试过的）细胞中，p53 激活会导致细胞周期阻滞于关键点。进而引起细胞死亡。"此现象作为决定性的证据，证实 p53 参与了活体细胞的凋亡过程，这是一个极其重大的发现。洛和杰克斯对此非常得意——他们的 p53 敲除小鼠帮助卡斯坦证实了他所提出的假设，即 p53 会在 DNA 发生损伤的情况时介入并发挥作用。"我们立刻意识到，这是一个巨大的结果，这个结果将会发表在某本非常有影响力的期刊杂志上。"洛对此信心满满。

异常悲催的事情发生了。在遥远的大西洋彼岸，安德鲁·怀利（Andrew Wyllie）与另一个采用转基因小鼠做实验的科学家艾伦·克拉克（Alan Clarke），在爱丁堡大学（University of Edinburgh）组成了一个团队，他们也利用胸腺细胞做着完全相同的实验，并得到了完全相同的结果。两个团队如肩并着肩地赛跑一般，争先恐后地要率先发表这一结果。他们双方都把自己的论文投递给了《自然》杂志，然而杂志社的举动却让洛大吃一惊，在 1993 年 4 月的期刊中，两篇文章在同一时刻，出现在了一起。"大卫·莱恩做了一个评价很高的小结，强调了这个结果是多么重要……"洛坚强地回顾着，依然无法掩饰自己的强烈失落，即使这件事已过去了二十年。

据怀利说，发现 p53 在胸腺细胞受辐照后的凋亡中发挥着作用，也是他科研生涯中最为兴奋的时刻之一。"而我们几乎与它失之交臂！"在谢菲尔德举行的一次会议中，我们愉快的交谈过程中，他沉默了下来。怀利主张用类固醇激素冲击 p53 敲除小鼠，作为致死胸腺细胞的刺激因素，因为这一处理方式和自然条件下的情况最为接近。然而，很显然的是，类固醇并不会引起 DNA 损伤。"所以，我们使用类固醇后，什么结果也没得到。对于类固醇的效应而言，p53 存在与否没有任何影响。p53 敲除细胞与对照组细胞都死掉了。"虽然有点迟了，但怀利和克拉克仍然决定也同样试试用辐照来处理他们从 p53 敲除小鼠体内获得的胸腺细胞，因为就当时而言，DNA 损伤是一个很热门的话题。"效应是完全不同的，"他评价说，"当有 p53 存在时进行辐照，得到的将会是非常漂亮，可以重现的细胞死亡，或者说是凋亡。如果在 p53 缺失的细胞中做相同的实验，细胞就不会死亡……那真是一个令人目眩神驰的时刻，绝对是！完成那篇论文也仅仅花了一个周末的时间。"怀利龇牙咧嘴地笑了起来。

基因抑癌　工程设计小鼠引出的棘手问题

如果把时间快进十来年来到 21 世纪初，在这本书的最开头，我们提到了杰拉德·埃文的实验室，在他的实验室里，大家正为一个实际情况而惊讶，即癌细胞只占了形形色色细胞中的极少数。埃文的观点有一些不同。他会时不时地放个卫星，动摇一下大家已普遍认同的某些观点，在 2005—2006 年间，他就这样干了。他是一个用小老鼠做实验的狂热分子，因为他意识到，在宏大的生命蓝图里，细胞中的每一个组分起何种作用，是一个至关重要的问题。"（肿瘤中的）细胞全都在彼此交流。这并不是细胞在假装着交流，却实际上做着自己的事，"他解释道，"它们真的在互相交谈，对身体内的其他普通细胞做出反应，并与之互动，还教育引导这些细胞。事实上，对于多细胞生物而言，也正是得益于细胞间保持相互交流这一优点，才可以把那么多的细胞团结在一起。"

埃文采用了基因靶标技术来制造一种更成熟的 p53 敲除小鼠。他将动物的天然 p53 基因用一个被修改过的，可以在两种状态间进行切换的 p53 基因替代——在这种情况下，通过给予或者停用某种药物（一种激素），来控制 p53 基因上的"沉默子"，这一基因就可以从无活性变为有功能的，也可以被切换回去。

抑癌基因

p53 这一"基因组卫兵"是通过响应 DNA 损伤并开始发挥作用的，这一现象已经得到了承认。但埃文的实验结果引发了他的质疑：p53 作为肿瘤抑制因子，是否如同已有研究结果所显示的那样，其作用是直接的。他想测试这个质疑，在他的实验中，他需要研究一种癌症，这一癌症应当已经明确是由 DNA 损伤引起的，他选择了白血病，因为从经验中知道，如果 p53 没有正常发挥作用，小鼠在受到辐照后很快就会患上这类癌症。相反地，如果 p53 存在且正常发挥作用，小鼠将得到保护，而不会在辐照后发生白血病。上述情况已经被研究得很清楚了。

但埃文和他的团队想要回答一个非常简单的问题："当引起癌症的 DNA 损伤持续存在时，要避免癌症发生，是否需要 p53 发挥作用？"或者换句话说，在肿瘤逐步发生的过程中，要保护机体免受这一失控性疾病的危害，p53 的作用在哪一阶段最为重要？然而，要揭示这个答案并不是那么容易。它涉及两种情况，需要在他们的工程小鼠中进行研究——一种情况下，p53 是有活性的，并且在辐照处理中正常发挥作用，另一种情况下则是在辐照处理中，p53 基因被沉默掉了。

最开始，第一种情况的试验没有悬念，科学家们看到了他们预期的情况：动物们奄奄一息，它们的淋巴系统、骨髓、肠道——所有细胞分裂旺盛的部位，都如同遭受核袭击后发生的"百万人死亡一样"①。"过去通常认为，这就是 p53 清除受损细胞的代价，是吧？"埃文这样评价，"所以你会得出这样的结论：动物呈现出病态（因为大量细胞死亡），但是它们会恢复。"然而，一旦 p53 完成它的工作，成功响应了因辐照造成的细胞 DNA 损伤，研究人员就再次"关闭这个基因"，这下他们都吃惊了。"我被惊呆了，与没有 p53 发挥作用的情况相比，癌症的发生率是一样的！在抑制肿瘤这方面，那些付出的代价没有任何的收获——就像二者毫不相干。"

然后埃文和他的团队做了相反试验：他们在辐照小鼠的过程中，使 p53 保持沉默并不参与此过程，再来观察动物们有何种反应。最开始科学家们发现动物没有发病，但科学家们对此很淡定，因为 p53 失活的情况下

①百万人死亡是核战争中的死亡人数计数单位，此处形容细胞死亡数目巨大。

不会发生大量的细胞自杀。然而接下来发生的事，使他们停止了原有的计划。在给予小鼠一定时间来修复受损的细胞后，他们重新打开了 p53，却发现小鼠仍然没有生病——不生病是因为修复后的细胞没有发生大量自杀的情况——然而让他们更为吃惊的是，动物们也没有患上癌症。换句话说，即使在 DNA 损伤已经发生的情况下再使 p53 发挥作用，p53 依然可以抑制癌症发生。

那么，他们是如何理解这一不同寻常的故事的呢？埃文解释说，这一现象意味着，DNA 损伤发生的时候没有 p53 的存在，大部分细胞会得到修复。在自然生命体中，这只是一个巧合事件，某次修复的过程可能导致此类"错误"的发生，这也是进化背后的驱动力。但是，如果你给予机体足够时间完成修复过程，之后再恢复 p53，这一基因的激活只会发生在那些具有危险性（比如那些激活了原癌基因的）并因此发出终止警报的细胞，因为它们仍然保留有错误或突变。"基本上可以这样理解，p53 对 DNA 损伤的响应，与其对肿瘤（抑制）的反应是独立的。"他对这一现象进行了阐释。

这一发现在肿瘤的治疗中有重要应用，因为这提示我们，通过设计治疗方案，仅清除那些会进一步发展为癌症，并因此持续释放警报信号以激活 p53 的细胞，从而避免放、化疗所带来的可怕危害——掉头发、恶心、虚弱、免疫抑制——这些现象是由于机体所有分裂旺盛的细胞都受到了打击后，出现的直接恶果。但对于他的发现与理论，埃文的同事们有什么反应？

"你知道，这样的想法需要很长的时间来让大家接受。我的意思是使其能够被发表出来……我记得其中一个审稿人说过，'DNA 应答不是肿瘤抑制因子作用的主要通路，对于这一观点，我不认同'。但这不是一个信仰分歧的问题，我们不是宗教！我们要用数据来说话。我不会说：'你彻底错了。'我想说的是：'这些就是数据。这就是我们的解释。这就是我们的假设。'要发表成为文献，其所有的要素就是发表数据，而其中提出的假设可以被同行验证。"

"那个试验是一个非常有趣的试验，我还认为它是一个能提供很多线索的试验。而且我认为其结论也非常有理据。但问题是，癌症会发生在许

抑癌基因

多不同的组织中，其发生的途径也各不相同，对我而言，与其去纠结这些数据的对错，还不如（接下来）去搞清楚在某一种途径中，是哪些规则在起作用。"

抑癌基因 生与死间的微妙平衡

早些年，埃文的观点还遇到过更大的阻力，他在研究原癌基因时提出，我们的所有细胞都包含生长与自杀的程序，且二者处于一种绝对的、一触即发的竞争性平衡中。细胞会走上哪一条道路，最主要是由其所在环境，及其从周围所接收到的信号控制的：细胞是否存在于恰当的地方、恰当的时间？细胞是否在正常工作？如果是，细胞就会收到"继续活着吧"这样的信号，如果不是，细胞就会收到指令，终结生命。埃文坚信，这是一种与生俱来的机制，也是发生癌变的细胞很罕见的原因之一。

这样一来，这个故事貌似已经从目前讨论的动物模型这一主题上转移开了，又把我们带回了实验室的培养皿中。但这一转移，不但可以描述癌症研究中的另一关键阶段，更有助于展示活体试验、培养细胞及培养组织试验的重要性。在20世纪80年代，埃文刚被招聘到伦敦的皇家癌症研究基金会，他做了实验，研究了强大的原癌基因Myc如何驱动细胞进行增殖。"我观察到了奇特的现象，当你使细胞高水平表达Myc时，它们确实都增殖了——但两天后你再看时，细胞数量反而比之前更少了，"他解释说，"我坚信人的观察——观察现象，对你实际所看到的提出疑问。所以我们把这些细胞放到显微镜下，并采用了延时录像，每隔三分钟采集一帧图像。然后把录像加速，在两三分钟之内来看这三四天发生的事情。然后我们看到了令人诧异的现象……细胞在复制，但同时它们也在通过凋亡这一途径而发生死亡。"

这很激动人心，但却毫无意义。接下来，埃文早期接受的免疫学训练给了他灵感，常理上认为，免疫系统通过识别劣质细胞为异己并将其清除，从而在保护我们不罹患癌症中发挥作用。"我认为，如果没有免疫系统这一警察来找出异常增殖的细胞，那是否有一种内建于细胞增殖全过程中的终止程序？是不是每次细胞启动增殖这一装置的时候，细胞也同时启动了自杀的装置？"

如果是这种情况，他推断必须得有什么来告诉细胞，是生存还是死亡，而就在他实验中所使用的培养介质里，他找到了线索。大多数时候，他会加入血清——就是身体在伤口上"渗出"的那种无色液体——因为血清含有促进血液凝固及细胞生存、生长与增殖所需的物质，从而能使受损组织恢复和再生。当埃文移除血清中所有生命强化的特性，并把细胞放进一种更类似于正常机体条件的介质中时，Myc 会使细胞死亡。

"我认为，受控生长这一普遍特征是精密布局于细胞内的，Myc 是我们所知的第一个例子——也即，所有使细胞增殖的事件（潜在的可能性就是，如果它在细胞中发生了突变，并一直陷于'开'的位置时，会有致癌风险）与一些抑制这些细胞扩散和生长的因素同时存在。"

在其他原癌基因中开展的类似试验显示，在短暂的爆发性增殖后，它们会关闭生长程序。例如 Ras，它不会杀死细胞，但会通过持续性阻滞，把细胞阻滞在一个被称为"复制性老化"的状态，这时细胞停止分裂，但仍然存活并具有活性。这又引出了许多深层次的问题。原癌基因，如 Myc 和 Ras，在未发生突变时，具有常规的促使细胞生长的作用，但如果他们也具有另一作用，即在工作一定时间后，就促使细胞关闭生长或者杀死细胞的作用，那新的组织究竟是怎么制造出来的？"看上去答案应该是这样，假设一个细胞响应生长信号而打开了 Myc，并开始复制，如果这个细胞处于身体的正常部位，并停留在其微环境中而不像癌细胞一样溢出，它会得到所有的好处，就是说，它会收到通知不用自杀，是吧？"

"所以细胞复制是一个强权的社会企业。细胞不是自治的，把它们取出来并放在瓶子里，通过添加所有阻止它们死亡的东西，我们就恰好完全忽略了生物学中这一最基本的问题。过去，这一问题也一直被忽略！驱动细胞生长的事件，同时也驱动细胞死亡和抑制生长，现在我认为（通过分子生物学的理解）这一规则是内植于细胞内的，如今它被普遍认同了，但在当时，很多人直接弃我的演讲而去！"

事实上，当时在麻省理工学院攻读博士学位的斯科特·洛（Scott Lowe）与他的指导人厄尔·鲁莱（Earl Ruley）观察到了相同的特别现象

抑癌基因

——原癌基因杀死细胞或使细胞处于复制性老化。而且在向大家阐述这个观点时，他们也有过一段艰难时光。"如果你沿着麻省理工学院癌症中心的大厅走去，说着'我发现了一个原癌基因而且它在杀死细胞'，他们会认为你是疯子。因为那不是原癌基因干的事，原癌基因们应该使细胞生长得更好。"洛笑着说。

他与埃文在此项工作中的收获，还有助于解释一个长久以来一直存在的谜团：为什么原癌基因只有在和另外一个原癌基因共同作用时，才可能引发肿瘤。埃文相信事情是这样的，比如说，当 Myc 和 Ras 在一起作用的时候，Myc 克服掉了 Ras 介导的复制性老化，而 Ras 克服掉了 Myc 介导的凋亡。而在这二者单独发挥作用时，任何一个原癌基因点燃的爆发性生长都会很快熄灭掉。不过在一起作用的情况下，黑暗势力的刹车终于被松开了。结果，他和洛发现，在彼此互不知情的情况下，他们都揭示出了这一难以理解的效应——原癌基因驱动了细胞死亡——是由于原癌基因激活了肿瘤抑制因子，通常就是 p53。

在多项采用动物模型进行的实验中，通过完全敲除 p53，或用其他的方式将这个基因在有效与失效间进行切换，都清楚地显示出 p53 是一个极度强大的蛋白质。作为我们的细胞内一个决定生或死的仲裁者，它必须受到强力的调控。那么，调控是如何工作的呢？

肿瘤研究作为一个可以如此激发兴趣的领域，其原因在于，为了理解癌症中事儿是怎么变坏的，你首先要弄清楚，在其余几乎所有时间内，事儿是怎么走在正确的轨迹上。

——杰拉德·埃文（Gerard Evan）

第 13 章　卫兵的枷锁

　　本章我们将了解：（1）可以阻滞或杀死细胞的 p53 极具威力，它受到一个名叫 Mdm2 的蛋白质的严密调控，这个蛋白质在细胞内和 p53 紧密结合在一起时，就会将 p53 打上降解的标签；（2）仅在需要肿瘤抑制因子去响应应激信号时，Mdm2 蛋白质才会把 p53 从其死亡拥抱中释放出来。

　　"基因组卫兵"，1992 年，大卫·莱恩给 p53 起了这样一个绰号，它在抓住大众想象力的同时，也为这个非凡却又很容易被忘掉名字的基因，在媒体中形成了一个通俗易懂的形象。然而，在这个词组被创造后的 20 年内，p53 所能够响应的相关应激的名单，已远远超出了针对 DNA 的简单损害。阿尼·莱文认为，更为恰当的做法是把这个基因看作一个"保真因子"——即在细胞分裂中保证 DNA 可靠复制。我们知道，细胞在分裂期，基因会对所有一切危害到 DNA 保真度的东西做出反应，但这些危害——比

抑癌基因

如热休克、冷休克（当细胞处于高于或低于理想体温时）、缺乏氧或葡萄糖、特定毒物、自然衰老及原癌基因作用等——却并不一定就会造成 DNA 断裂。

"甚至在无脊椎动物的进化时代，p53 就已经是一个保真因子了，"莱文说。使蠕虫处于葡萄糖缺乏状态，它就不会产卵。辐照果蝇后，在亲本细胞的基因组恢复到健康状态前，它们不会产生精子或卵子。而保护生殖细胞的保真度，即能够生成下一代的精子和卵子的保真度，其工作原理在大为复杂的生命体——脊椎动物——包括我们在内的进化过程中，第一次在全身的其他细胞中也得到了体现。"那就是 p53 介入的地方，"莱文说，"它响应应激，充当刽子手。它用死亡的方式来强制保真度得以实施！所以它有一段非常有趣的进化史。"

最近，在保证保真度的过程中，科学家们发现了 p53 的另一迷人作用。想象下，如果我们的生物钟能够在时间的长河里，依照事件正常发展的顺序逆向进行；如果我们的成熟细胞能够回归到其原始的、未分化的干细胞状态，具有重新发育为某些新东西的完整潜力，会发生什么样的情况。那将是一幕噩梦般的场景，在那样的情况下，你的肝细胞可能会自发地渐变为骨骼细胞，肠子变成牙齿，血液变成肾脏，一切都是不稳定的。而 p53 的工作，就是确保此类分化的情况不会发生，生理时钟不可逆地向前进，而我们身体的发育也不可更改（有一些情况例外，比如说在癌症那样疯狂的情况下）。科学家们在实验室里用工程手段，使已分化的体细胞变为干细胞，它有潜力分化为任何一种专职细胞，这种被创造出的细胞被称为"多能干细胞"（IPSs），它已经违背了基本的自然法则，然而在成功冲破这一自然法则之前，它们还必须突破 p53 这一防线。

许多人都加入了这场派对，想要揭示这一强大基因的调控机制，摩西·奥伦的温度敏感型突变体再次立功了，给大家回报了重要的结果。这事发生在 20 世纪 90 年代早期，制造基因敲除小鼠甚至都还未能达到小作坊规模的时代。奥伦和他的团队在细胞培养物中，利用温度敏感型突变 p53 来求证一个问题：与 p53 基因失活的细胞相比，p53 具有活性的细胞有什么不同？他们很快就观察到，在 33℃（91℉）时，无论其他情况如何，只要 p53 表现出的是野生型特征，某个蛋白质就会连接到 p53 蛋白质上，但在更高的温度下，当 p53 表现出突变体的特征时，这种现象绝不会出现。

在另一组不同的实验中，莱文在探索野生型 p53 的功能时也观察到了相同的现象，而且他还鉴定出，这一与 p53 结合的蛋白质就是 Mdm2，一个早为癌症研究者们所熟知的潜在癌基因。莱文还发现，通过与 p53 结合，Mdm2 抑制了这个肿瘤抑制因子——这更像是一个把罪犯和自己铐在一起的警察，而不是一个搭便车的。通过控制培养皿的温度，奥伦的小组发现 Mdm2 仅在表达正常 p53 的细胞中出现，而在突变 p53 细胞中，彻彻底底地消失了。这意味着什么？

奥伦与同伴们很快意识到，他们手中已掌握了一块重要的拼图，它能提示 p53 的调控机制。时间，就是一切。"那是 1993 年，而在一年以前，除了说一说这很有趣外，我们也不知道该做什么，"他评论着往事。但就在那年之前，卡罗尔·普里维斯与伯特·福格斯坦已经提示 p53 是一个"转录因子"，其主要功能就是打开或关闭其他基因。福格斯坦还鉴定到了"下游"目标，而且因为 Mdm2 依赖野生型 p53 来打开它的表达，因此 Mdm2 作为 p53 的另一个目标，也很具有合理性。后续的试验证实，他们的假设是正确的，奥伦解释说："弄明白 Mdm2 是以抑制剂的形式作用于 p53，是阿尼的发现，而见证 p53 自己激活 Mdm2，则是我们所发现的'反馈环路'——幸运的是，这一结果后被证实其不仅是有趣的，还是极度重要的，因为这是 p53 调控细胞的主要通路。这一条 Mdm2 反馈环路也许是 p53 调控网络的核心。"

在反馈环路中，一个蛋白质会激活另一个抑制性蛋白质的表达，并最终受其抑制，事实上，这个反馈环路在当时还不是很有意义。这当中还有两块重要的谜图没有解开，而奥伦的实验室再一次走在了探索的前沿。如同温度敏感性突变体那样，他们开始利用 Mdm2 的能力，以其为工具来抑制 p53：通过在具有 p53 的细胞中添加或移除这一枷锁，他们可以使 p53 蛋白质在有活性与无活性之间进行切换。"我们常规地使用它来洞察 p53 都干了些啥，也就是说，在 Mdm2 抑制 p53 时，不会发生什么样的事情，"奥伦解释说。然而，研究者们很快注意到一些让人迷惑的事：他们期望 Mdm2 仅仅把自己结合到 p53 上并阻止 p53 继续发挥作用，然而与这一轨迹不同，无论是何种情况，当他们把两种蛋白质放在一起时，p53 蛋白质看上去彻底消失了。最初科学家们不相信他们的试验，所以他们对试验进行了小修改，并格外小心地进行了重复。但当他们一次又一次地得到相同的结果时，他们相信了这些结果都是真的：即 Mdm2 在摧毁 p53。后来他们发现，Mdm2 是通过发出"死亡之吻"来达成其目的的——通过连接一点小小的化学标签到 p53 蛋白质上，给它打上收集并降解的标志，让细胞回收装置也就是溶酶体去处理它。

所以，到那时候为止，奥伦团队所绘出的蓝图已经阐明，在一个每圈持续 5—20 分钟的无限循环中，p53 激活着 Mdm2，而 Mdm2 又反过来给 p53 打上降解的标签，这一过程，保证了我们细胞中的 p53 蛋白质在大多数时候都处于几乎无法检出的水平（这也顺便解释了，为什么早期在使用那些突变克隆所做的试验中，p53 处于如此高的水平：突变可特定地割断 p53 与它的枷锁 Mdm2 之间的联系）。那么在正常的细胞事件过程中，这个肿瘤抑制因子是如何逃脱其枷锁的管制，来保护我们不发生癌症的呢？这是最后一片迷失的拼图，而它被发现时，它就藏在卡罗尔·普里维斯位于哥伦比亚的实验室的角落里，那里有一位名叫谢小燕（Sheau - Yann Shieh）的博士后，她来自中国台湾，具有极佳的天赋，她的兴趣点聚焦在一个被称为磷酸化的过程上。

磷酸化是细胞内蛋白质被激活与沉默的最重要的机制之一，如同打标签一样，它通过把小小的磷酸根分子连接到构成蛋白质的某些氨基酸上而发挥作用。谢小燕专注于 p53 并提出了这样一个问题：这个蛋白质是否被磷酸化了？如果是，磷酸化又是如何影响到它的功能的？她发现，p53 确实发生了磷酸化，它改变了形状，而且与之相伴的是 p53 与它的枷锁之间的连接减弱了——她当时并未对进化中的 Mdm2 的故事给予特别的关注。

"但我们还缺少一个最关键的环节，"普里维斯解释说。这个未解决却又亟须解决的问题是：是什么触发了 p53 的磷酸化过程？在现实生命中，这样的事件会不会发生？（至那时为止，他们只在实验室的培养细胞中观察到这一现象。）而且它是否与细胞内的 DNA 损伤及其他应激事件相关？在一些特别的，能分离出磷酸化蛋白质的新工具的帮助下，他们找到了所有这三个问题的答案。他们发现，在现实生命体中，p53 磷酸化也的确在发生。它也确实与 DNA 损伤和应激反应相关。而且这也是 ATM 基因——

这个基因会使血管扩张性共济失调病人变得对辐射发生的程度格外敏感——传递不良应激信号并触发 p53 发生反应的机制。

这一块拼图完善了 p53/Mdm2 反馈环路的蓝图，提示了它可能的工作方式。本质上，它看上去应是这样的：在正常生理过程中，我们的细胞中一直有 p53 蛋白质产生，因此可以一触即发地响应危险信号；而 Mdm2 则清除着 p53，其速度几乎与细胞生成 p53 的速度相同，以免 p53 导致不必要的细胞死亡。但危险与应激会激活诸如 ATM 这样的基因，进而引起 p53 磷酸化，阻止 Mdm2 的完整控制力，并使 p53 蛋白质在细胞积聚，进而行使其既定的响应——暂时阻滞细胞并派遣修复小组进入工作，判处细胞永久性阻滞或老化，或强制细胞自杀。

另一位在休斯顿 MD 安德森癌症中心工作的研究者，吉吉·洛扎诺（Gigi Lozano），恰好通过她建立的 Mdm2 敲除小鼠实验确认了，在正常生命中，每个蛋白质对于其他蛋白质行使正常功能是多么的重要，并且发现了如下在生理学上致命的事件：如果失去了禁锢，p53 会导致大规模的凋亡。但当洛扎诺将 p53 与 Mdm2 同时从小鼠体内敲除后，它们就可以存活下去，直至发生癌症。

当不再需要应激反应机制工作时，它是如何被关上的，而 p53 的严格调控又是如何恢复的，这些问题迄今为止还没有人完全肯定。但可以推测，当应激信号停止发生时，任何新产生的 p53 都不会受到磷酸化的保护从而逃避降解，而且这个蛋白质也会重新开始和它的枷锁，即 Mdm2 进行死亡之舞。还有一个重要问题，就是反馈环路提供了诱人的机会，应用它对 p53 的调控，可以建立新的癌症治疗方法。这个话题我会在稍后的章节中详谈。

当某种疾病的危险因素在一个人群中出现率太高时，它反而会反常地消失于背景的噪声之中……如果几乎所有男性都吸烟，而只有其中一些罹患了癌症，那么在一个因素与其他因素之间该如何梳理出其统计学联系？

——西达尔塔·慕克吉（Siddhartha Mukherjee）

第 14 章　铁证

我们在香烟的烟雾中发现了肺癌的致癌物，苯并[a]芘，它通过与 DNA 的结合并捣毁 p53 基因，如罪犯留下的指纹一般独一无二。

20 世纪 90 年代中期，在公共卫生管理机构与烟草工业的战局中，p53 从学术界的象牙塔中，短暂探出了头，通过明确吸烟与肺癌之间的关联，发挥了重要作用。就吸烟与肺癌间的关联而言，其本身并不是一个新闻。早在半个多世纪之前，也就是 20 世纪 50 年代，具有牛津背景的流行病学家理查德·多尔（Richard Doll），他通过一篇报道香烟与肺癌之间关联的文章，引起了大家的关注，这篇文章发表在影响力很大的《英国医学杂志》（*British Medical Journal*）上。在文中，多尔与他的合作人，奥斯丁·布拉德福德·希尔（Austin Bradford Hill），报道了他们在一个项目中的发现，这一项目是为了厘清肺癌病例在英国出现暴发性增长的原因。

抑癌基因

在 1922 年到 1947 年这四分之一个世纪的时间里，英格兰和威尔士的肺癌死亡数从每年 612 例增长到每年 9 287 例——"在登记局的记录中，死亡率的构成模式改变是最引人瞩目的改变之一"，多尔在他的报道中如是提到。在第一次世界大战中，对那些战斗在战壕里，或远在公海上的男人们来说，烟草是为数不多的可以带给他们舒适感的东西，香烟还一度被列进了英国和美国军队士兵或海员的军备物资中。事实上，据说美国一战远征军司令约翰·约瑟夫·潘兴（John Pershing）将军曾说过："你问我，咱需要啥来赢得这场战争。我的答案就是，跟子弹一样多的香烟……我们现在需要数千吨的香烟。"

就这样，年轻一代的男人们带着烟瘾复员了，自 19 世纪 80 年代晚期，卷烟机发明并实现了香烟的大规模生产后，社会上一直滋长着的这一习惯就被大大强化了。20 世纪 40 年代末期，在多尔与希尔开展他们的研究的时候，大约 80% 的英国男人经常吸烟，同时，在不到 20 年的时间内，英格兰和威尔士死于肺癌的成年男性上升了 6 倍，死于肺癌的女性也上升了 3 倍。

然而在当时，这两位科学家并没有怀疑烟草才是他们致病的幕后黑手。他们最开始直觉认为这一现象应当归咎于大气污染——来自沥青这种新的道路建筑材料的尘埃、汽车尾气排放、发电厂以及家庭在客厅中用的燃煤产生的排放物等。然而，在伦敦 20 所医院里针对 1 732 例癌症病人和 743 例对照进行的问卷调查中，烟草就是罪魁祸首的形象显露了出来。多尔和希尔在《英国医学杂志》上的论文以这样的陈述进行了总结，"45 岁以上，患（肺癌）病的风险与吸烟量呈简明的线性关系，与不吸烟的人相比，那些每天吸烟 25 支或以上的人，这个风险大约就是 50 倍"。

尽管对于烟草中可能的致癌物质仍一无所知，多尔本人在流行病学的强大说服力下戒了烟。随着其致死效果相关证据的不断积累，许多国家的政府部门采取措施对吸烟行为进行了限制。吸烟与肺癌之间的关联在细节上很充分了，但生理机制方面的证据却很缺乏，而只要仍然停留在这一阶段，烟草公司就有足够的空间来反抗这一公共卫生事件。他们继续以侵略性的方式来促销他们的产品，尤其是在那些具有巨大潜力市场却又没有良好管控的发展中国家。甚至，当科学家们跟随多尔与希尔的步伐，把焦油

——就是那种覆盖在吸烟者肺上的，来自烟草的又黏又黑的残留物——涂抹在实验室小鼠皮肤上，引起了肿瘤生长，即使在展示了这样的证据之后，大烟草公司（Big Tobacco）仍旧一如往昔，只是嘲弄着这个实验的不相干性：你做的这些是小老鼠，不是人。

事实上，第一个做这类实验的人是安赫尔·奥诺里奥·罗福（Angel Honorio Roffo），一位阿根廷肿瘤学家，早在多尔与希尔于《英国医学杂志》上发表论文将近 20 年前，他就已经为吸烟与癌症之间的关联做了注脚。通过在兔子耳朵或小鼠皮肤上重复涂抹尼古丁或烟草焦油，罗福鉴定出焦油就是致癌物——对于动物皮肤，尼古丁单独作用没有效果，无论他把尼古丁留在皮肤上多久都没有效果。可惜的是，这位医生所进行的大规模实验却没有任何人关注到，除了烟草工业。这其中至少有部分原因可以归咎于他，他把他写的最重要的科学论文用德文发表了，另外还有一部分原因就是他已经超前于他对肿瘤生物学的理解。事实上，他超前得太多，以至于曾有一个纽约的医生在听说罗福的研究后，在 1939 年 5 月给美国烟草公司（American Tobacco Company，AT）写了一封信，询问罗福的发现是否可靠，能否通过烟草生产厂家自己的研究组织进行验证。海勒姆·汉默（Hiram Hanmer）回复了这位医生，称美国烟草公司已经追踪罗福的工作一段时间了，感觉他在关于烟草的文献中"存在严重蒙蔽的情况"。他向这位医生保证"烟草的使用并不会与远期的癌症发生相关"。

把科学说成垃圾一直是烟草工业的惯用伎俩，但实施这个伎俩已经变得极其困难，而一旦有分子生物学家进入这个领域，烟草工业将最终变得无计实施。柯特·哈里斯（Curt Harris）是一个真正的男人，他有一蓬乱糟糟的花白胡子，有醇厚低沉的嗓音，在贝塞斯达（Bethesda），他领导着美国国家癌症研究所里的癌症实验室。他也是分子流行病学这一相对年轻领域的先驱，通过跟踪后来被称为人类免疫缺陷病毒（HIV）的足迹，这门科学将艾滋病世界大流行的源头追溯到非洲大森林的黑猩猩与绿猴身上。在普通的流感暴发中，是这门科学揭示其源头并评估病毒的毒力，它也是今天广泛运用的科学，用来确定引起癌症的多种因素。

在 20 世纪 80 年代，哈里斯的实验室参与了致癌物质细胞内活性的研究，这些致癌物就包括烟草焦油成分。他们发现，这些物质中的很多组分

抑癌基因

都会将其自身牢固地结合到 DNA 上，而从文献中，以及他自己的研究里，哈里斯知道这样的情况会导致基因突变，也就是在癌症发生道路上迈出的第一步。他开始对伯特·福格斯坦在 p53 上进行的工作分外着迷，所以这两个男人决定展开一项合作，来评估 p53 在癌症中发生突变的普遍性。1989 年，在福格斯坦实验室工作的苏茜·贝克刚有了一项重要发现，即 p53 是肿瘤抑制因子而不是原癌基因。哈里斯与福格斯坦在他们的临床工作中发现，许多常见肿瘤类型中，包括乳腺、肺、脑和结肠肿瘤，都有 p53 突变。他们还发现，突变以一定的模式出现，在基因全长上可以划分为四个特殊的位置，也就是他们称的"热点"。

1989 年，这两位研究者把他们的发现发表在《自然》杂志上。接下来不久的时间，哈里斯，这位被他与福格斯坦的发现所迷住的人，决定系统地从主流杂志的 p53 相关论文中收集其提到的不同 p53 突变信息。在 1990 年，他与当时在世界卫生组织国际癌症研究机构（IARC，位于法国里昂）工作的莫尼卡·霍尔施泰因（Monica Hollstein）合作，把他收集到的信息总结成了 p53 数据库，对于科学家与临床医生来说，这是一个很稀罕的资源，可以为鉴定环境中的致癌物提供线索，也可以给病人的可能致病原因提供线索，或者为某种肿瘤的最佳治疗方案提供线索。

1994 年，霍尔施泰因离开了国际癌症研究机构，她在数据库的领导地位由皮埃尔·艾诺来替代，皮埃尔·艾诺扩充了这个数据库，增加了每条突变记录的细节水平，并管理着这个数据库直到 2012 年中。今天，这个数据库包含了几万条突变信息，以及存在这些突变的肿瘤类型，还包含了尽可能多的生活方式与癌症病人个人特征信息，如果可能的话，还收录了病人对治疗的反应及最终的临床结局。

"启动这个数据库的建设，是因为我们意识到，环境导致的癌症与 p53 突变之间会有某种关系，"哈里斯告诉我。而事实上，对于疾病侦探们——也就是分子流行病学家——来说，这个数据库业已被证实是无价之宝。它在烟草的故事中所扮演的角色，只是它最璀璨夺目的成就之一。

| 抑癌 | p53 中发现烟草的指纹 |
| 基因 | |

　　在 20 世纪 90 年代早期，加利福尼亚杜阿尔特希望之城医学中心一个实验室的领导者，格尔德·普法伊费尔（Gerd Pfeifer）正在探索 DNA 损伤与癌症之间的关系，看看致癌物是否会以独特的方式留下可辨识的损伤，或者称之为"指纹"，进而可以反过来在肿瘤中鉴定，致病的罪魁祸首是哪种致癌物。他的实验室开发出了一种工具，让科学家可以在基因汪洋（单条 DNA 链就已有成千上万的基因）中追踪到某一个基因——类似于大海捞针的一个过程——而当时，圈子中的话题普遍围绕着 p53，这劝服了普法伊费尔及他的研究伙伴，米哈伊尔·德尼森科（Mikhail Denissenko），使他们认为这个基因会是一个有趣的研究焦点。他们想看看吸烟对 p53 的作用。

　　"之前关于烟草的工作就清楚地提示，焦油具有高致瘤活性。而那种在烟草燃烧后，可以从滤网上收集到的黑色东西就是焦油，你还可以在手术过程中从重度吸烟者的肺上看到它们。它看上去很恶心。"我给他实验室打电话时，普法伊费尔这样讲。他和德尼森科知道，焦油中伤害力最大的成分就是多环芳烃类物质，简写为 PAHs，这其中有一种被称为苯并[a]芘的物质，其害处非常大。他们觉得，在他们的实验中，苯并[a]芘可以作为一种理想的致损伤物质。

　　其他人也早就已经在研究 PAHs 进入细胞后所会发生的事件了。他们的研究显示，这些物质不具有溶水性，所以身体在清除它们时会遇到麻烦。在尝试将其转化为可以排出体外的物质的过程中，细胞会制造出一种危险的，可以与 DNA 相结合的活性物质。就苯并[a]芘而言，其转化后的物质有一个复杂到让人头皮发麻的名称，简单地，我们可以把它称作二羟环氧苯并芘（BPDE），它也是迄今为止所发现的致癌性最强的物质之一。

　　普法伊费尔与德尼森科把二羟环氧苯并芘加入了不同种类的细胞，包括人类的肺细胞，然后让细胞们自生自灭。一两个小时后，他们回到实验台前，分离 DNA，并应用他们的特殊技术，来鉴定 p53 基因上出现的持久性损伤的准确位置。他们发现，这些位置不是随机的。二羟环氧苯并芘通常将其自身结合到 DNA 链中与鸟嘌呤相邻的碱基上——鸟嘌呤是构成 DNA 的四种基本分子之一，在 DNA 密码中用 G 来代表——在基因全长中，有三个非常特别的"热点"，位于密码子 157，248 与 273（简单地讲，一个密码子就是三个碱基组成的一组基因序列，每个密码子对应了一个氨基酸，多个氨基酸按不同顺序相连接，就构成了不同的蛋白质，密码子的数字定义了这个氨基酸应该出现在蛋白质链上的位置）。

终于有证据证实，吸烟产生的这一特定产物对 DNA 造成了损伤。当普法伊费尔与德尼森科将他们从实验室得到的结果与 p53 突变数据库进行比对时，他们为科学界与大烟草公司之间的抗争一锤定音。到 1996 年时，p53 突变数据库中已经有了超过 500 条关于肺癌的记录，这些记录收集自全世界的文献。数据库中记录的突变，绝大多数来自于吸烟者，几乎没有关于非吸烟者的记录，而与他们的结果精确一致的就是：这些突变出现的位置，与二羟环氧苯并芘致突变的热点相一致，而且构成基因的密码子被突变扰乱了，鸟嘌呤（G）被替换成了胸腺嘧啶（T）。最关键的在于，尽管在许多种癌症中，248 与 273 密码子是突变热点，数据库却揭示出，仅在肺癌中发现了 157 密码子的突变。换句话说，在整个 p53 数据库中，二羟环氧苯并芘的指纹无处不在。普法伊费尔与德尼森科于 1996 年 10 月在《科学》杂志上发表了论文，总结道："因此，我们的研究提供了烟草烟雾中明确的致癌物与人类癌症突变间的直接联系。"

基抑因癌 大烟草公司质疑科学

对大烟草公司来说这是个坏消息。它不仅仅意味着吸烟涉及普遍的公共卫生危害，也可能与个体肺癌相关。烟草公司在面对消费者要求补偿其对生命带来的危害时，显得更加脆弱，而他们也一如既往地尝试着驳倒这一证据。在《科学》杂志上的论文刊印出来后，英美烟草集团（British American Tobacco Industries，BAT）首席执行官马丁·布劳顿（Martin

Broughton）很快就发表了一场演说，向投资者、分析家与记者这样陈述："把疾病归因于吸烟，仍然缺乏机制上的解释……《科学》杂志上的这份研究，其重要性在于，它起码认识到了二者之间仍缺失因果联系……它可能启示了更深入的研究……深入研究一个细胞变成癌细胞的复杂过程——对于这个过程，我们和其他人已经花费了数百万美元，及很长的时间，来试图将它弄清。"

RJ·雷诺兹（RJ Reynolds）烟草公司的轻视甚至更为赤裸。这个公司发布的一份公开声明中提到："苯并［a］芘会导致突变，很久以前就已为众人所知了……作者们自己都将他们的发现描述为一种巧合。出版社发布的结论中，说这些发现就是肺癌的关键，那是过于夸大了。"

有趣的是，就在普法伊费尔与德尼森科的研究发表于《科学》杂志的前夜，RJ·雷诺兹的声明发布了——这很明显地暗示着，这家公司提前知道了内幕。

接下来的一年，针对他们的数据库里所记录的吸烟者 p53 突变谱，皮埃尔·艾诺和一个国际癌症研究所名叫蒂娜·埃尔南德斯－布萨尔（Tina Hernandez-Boussard）的同事一起进行了细致的分析。他们发表于《环境健康展望》（*Environmental Health Perspective*）杂志上的论文得出了和普法伊费尔与德尼森科一样的结论：这些突变具有二羟环氧苯并芘的指纹。"我们当时认为，这已经解释得非常清楚了，"艾诺说这句话时，我们正坐在他家的客厅里，讨论这个数据库在揭示癌症病因中的作用，那儿是里昂，可以远远地眺望白雪皑皑的阿尔卑斯山。"你有实验数据，你知道什么是致突变物，你可以在实验室有效证明它的作用，而且你告诉普罗大众，当他们在现实生活中暴露于同样的物质时，就会在完全相同的部位发生突变。"

艾诺和普法伊费尔相信，他们的两篇文章已经形成了不容反驳的结论，然而两年后，接连两篇文章驳斥他们的结果为"过分诠释"时，令他们大吃一惊。"有人自己分析了我们的数据库，试图证明我们是错的——即证明这种联系是虚假的。也许香烟只是辅助突变发生，而并非实质性地造成突变，"艾诺解释道，"我很震惊，不过我必须要提到，我们曾经习惯性地信任我们的科学圈子，而且也期望大家都是公正的。所以，当第一眼

抑癌基因

看到这类攻击我的工作的文章时，我的反应是，天哪，我肯定漏掉了什么非常重要的东西！我犯了一个大错！事实上，当这类文章出现第一篇时，领导就把我叫进了他的办公室，说：'这是怎么回事？你有三天时间，把你所有的数据都拿来，我要检查，如果你有不恰当的数据处理，或者歪曲了事实，后果会很严重。'这弄得我当时是如坐针毡！"

让艾诺释怀的是，他的解释在审核中站得住脚，而他也开始对第二篇发表在《突变》（*Mutagenesis*）杂志上的文章作者感到奇怪——一位名叫蒂洛·帕施克（Thilo Paschke）的科学家，就职于一家位于慕尼黑的研究所中的分析生物研究实验室（Analytisch – Biologisches Forschungslabor）。我们交谈到这里的时候，艾诺去了他的书房，回来时，手里拿着一个透明公文包，里面装着一扎泛黄的纸——那是一些记录，记载着那场将他卷进去了的阴谋。"我从未听说过这个家伙，也没看见过他的文章，至于他工作所在的研究所，也没有任何印象，"他继续着我们的谈话，"所以我试着在互联网上搜索这个研究所，但我没有找到任何网站。我能找到的只有一个位于慕尼黑的地址，因此，我给德国电信局的人打了电话询问，而他们告诉我：'这是德国烟草制造业协会的地址。'"

"我的第一个反应就是，解脱了。我瞬间意识到，这是一场对于我们工作的完全不公正攻击，其实我可以就这样算了。我要做的仅仅就是证实，证实这次攻击是来自于一群没有事先声明他们自己是带着偏见的人。"

然而，随后的情节变得复杂起来。作为美国各州与大烟草公司1998年诉讼判决的一部分，烟草行业被要求向公众开放所有在试验中使用的内部文件。这些文件被系统地组织好并发布于互联网上。2001年初，艾诺在他的电脑上打开了这个网站，寻找关于突变杂志的信息，因为当他和普法伊费尔向杂志社提出了帕施克的利益冲突问题，并要求杂志提供版面，以供他们回应向他的文章提出批评的人，但杂志社的表现很奇怪。他们的要求被驳回了，出于好奇，艾诺想知道这一拒绝的背后是否有可疑线索，他在这个网站的搜索引擎中敲入了这本杂志的创始编辑人名字，吉姆·帕里（Jim Parry），惊讶地发现屏幕上出现了一堆文档。

至此收集到的证据显示，帕里与英美烟草集团及菲利浦·莫里斯（Philip Morris）公司已经有了超过十年的研究与顾问合同了。让艾诺神魂颠倒的是，1994年8月3日，帕里给他在菲利浦·莫里斯公司的主要联络人，也是该公司的首席科学家鲁思·登普西（Ruth Dempsey）写了一封信，信的主要内容是关于一项已申请的研究项目，这封信揭露了很多内幕。在信中，时任斯旺西威尔士大学生物化学教授的帕里建议登普西："如果把钱以礼物的形式给我，我预算里所列的达到总经费40%的管理费就可以省下来，'作为对我研究的贡献'，无须指明它应该如何开销。我的同事们告诉过我，与列明项目明细组成部分的合同相比，因为前者在财政上的优势，一些公司越来越乐意通过这样的方式来付钱。"

帕里用这样的话结束了他的信件："请让我知道，你方人员是否有兴趣资助下列类型的研究，并请牢记，我们也可以用各种方式来修改这些研究项目的组成部分，来研究你们所关注的问题。"

数据库的创始人柯特·哈里斯，时任《致癌作用》（Carcinogenesis）杂志的编辑，他个人对于这场辩论一直很有兴趣。面对如此清楚明白的利益冲突，他向牛津大学出版社（Oxford University Press）告发了《突变》杂志的编辑帕里，这家出版社负责出版这两本杂志。虽然牛津大学出版社的编辑主管珍妮特·布兰（Janet Boullin）完全理解这一指控的严肃性，她仍指出，在此问题上她的行为能力有限，因为牛津大学出版社仅仅是出版商，而不是《突变》杂志的所有者。不过她立即对利益规则做出了强调，要求所有在牛津大学出版社出版的杂志，要对其内容提供人及编辑的利益问题进行公示。帕里没准备好履行这项新规定，他随后就重新指定了《突变》杂志的编辑。但他仍留在这个杂志的编辑委员会中，而编委会的成员无须签署竞争性利益声明。

在烟草工业网站上的汪洋文件中，艾诺还发现了证据，显示菲利浦·莫里斯公司正在收集他所在的研究所，即国际癌症研究机构的资料，这个机构维护着p53数据库。然而，受够了自己当侦探的学习过程，他把收集到的证据递交给了斯坦顿·格兰斯（Stanton Glantz），一位美国的反烟草活动家。

抑癌基因

抑癌基因 科学家反击

　　斯坦顿·格兰斯是一位心血管病专家，时任加州大学旧金山分校的医学教授，也是烟草控制与教育中心的领导者，更是长久以来对抗烟草工业的科学家。最开始，他的目光聚焦在被动吸烟上，因为在美国的非吸烟者中，每年仅仅是因被动吸烟而死亡的人口就达到了数万。他努力地呼吁着在公共场所禁烟，却只换来了烟草工业支持者的不断骚扰。"在《美国吸烟者杂志》(*American Smoker's Journal*)，或者美国吸烟者同盟（由菲利浦·莫里斯和其他烟草公司所成立的），甚或是他们出版的一些刊物中，一张张火力网向我个人笼罩而来，在每次攻击之后，我都会收到一堆恐吓信。"1996 年，在接受公共广播服务 (Public Broadcasting Service)《前线》(*Frontline*) 节目的一次采访中，他这样告诉记者。"我收到过恐吓信、恐吓传真、恐吓电子邮件、恐吓电话。我甚至想请本地的警察部门拦截我的一部分邮件，这已经拖累到了我。"

　　1994 年 5 月 12 日，当格兰斯进入办公室上班时，发现他的办公桌上有一个大盒子，里面有数千页来自布朗与威廉森 (Brown and Williamson) 烟草公司的内部机密文件，这个公司隶属于英美烟草集团的子公司。没有线索指明是谁寄出了这份包裹，而在"退还地址"一栏仅填写了一个叫"巴茨先生"(Mr. Butts) 的名字。文件的时间覆盖了 20 世纪 50 年代早期直至 80 年代中期，内容与尼古丁的成瘾性、癌症、公司的公共关系及法律策略相关。因为这些东西与他自己的研究并无直接联系，格兰斯打算把这些文件交给他的一位同事，他在这些领域工作。然而，当他快速翻阅了 20 分钟后，发觉自己根本停不下来，"我被这些资料吸引，不是因为它们潜在的政治上的抑或法律上的重要性，"他在公共广播服务的采访中说，"而是这些文件的历史性与科学性。这是一个让人难以置信的发现。作为一个教授，就像一个考古学家在埃及发现了一座新墓或者别的什么东西一样……我的意思是，它是一个让人惊异、惊讶、惊叹、惊呆了的故事，讲述了这一重要时期内，烟草公司内部都发生了些什么。"

格兰斯开始对这些文件重视起来，并和一个评审组一起，对其进行了系统的整理，写了很多文章发表在期刊杂志上。之后，他还与同事对其进行整合并合著了一本书，即 1998 年由加州大学出版社出版的《香烟白皮书》（*The Cigarette Papers*）。他仍保持着关注烟草工业及其进行的颠覆活动，并于几年后开始研究烟草与 p53 的牵涉，为艾诺的发现添加了更进一步的细节性内容，还把这些内容写成了一篇爆炸性的文章，发表在《柳叶刀》杂志上。

格兰斯的文章中散布着一些科学家的名字，这些科学家都接受了大烟草公司付的钱，按烟草公司的意志开展研究，研究通常是以赤裸裸地歪曲吸烟与癌症之间的因果关系为目的，或者是以相同的目的给医学杂志或发行量大的报纸写信。从烟草工业不得不发布的大量信息中，格兰斯过滤出了一条信息，那就是在 20 世纪 90 年代早期，英美烟草集团就已经发现 p53 的突出的重要性，认为"在发表的关于癌症的文章中，研究它的比研究其他所有的都多"。这家公司监视着这个基因的研究工作，并催促受他们资助的科学家们去打探，看看他们的同事都发现了些什么，在可能的情况下，获取与之相关的，拟发表的论文的拷贝。而且，英美烟草集团将其所资助的研究机构的信息视作绝密，并建议一些科学家个人可以向公司"自由地发表他们的工作成果，且无须将其作为今后研究的参考"。对于普法伊费尔与德尼森科发现的烟草焦油对 p53 的作用，英美烟草集团与其他公司也表现出了预见性，他们已经捣鼓出了一条对策来进一步歪曲这些发现。

看上去，挑战科学家们对国际癌症机构数据库中的数据所做出的解释，这一主意是吉姆·帕里的，因为他在《突变》杂志中发表了两篇批判的文章。尽管艾诺在第一次发现阴谋的证据时松了一口气，他发现自己仍无法摆脱这些不受控制的攻击。"我公平地想，烟草行业的批评有一点是对的，"他告诉我，"我们的数据来源，是通过一小块一小片地拼凑我们数据库里的研究而来的，而这些研究本身想要证实的东西，并不是我们所想要证实的东西。比如说，我们由从不吸烟者的数据来看，这些数据来源于大约 20 篇不同的文章，在这些文章自身的研究中，没有一篇是为了证实我们所要展示的东西，只是当把它们放在一起时，它们说明了我们想说出来的问题。"

他和他的同事决定从头再来，这一帮研究员要拿出一个足够严格而又强有力的分析结果，来证明他们的观点。"它耗费了我们两年时间，但我们成功了，在 2005 年，我们把文章发表在了《癌症研究》杂志上，"艾诺说道，"现在没人能说这两者之间没有联系了，它是真的无懈可击的。我认为我们现在可以将整个故事都抛在脑后了，虽然它带给了我们这些成果！从某方面来说，我们受到这次攻击也许是件好事，否则我们可能做不出这篇文章。"

从第一次发出吸烟有害健康的警告后，经历了半个多世纪的时间，终于揭穿了大烟草公司，这是 p53 与公共卫生取得的一场胜利，但不是唯一的胜利。p53 突变数据库正在证实着，许多资源都可以用来检测疾病，这个数据库也在发现着越来越多的，在引起癌症的同时会留下独特指纹的致癌物。除了烟草，科学家们也可以有根据地指出，发霉的花生引起肝癌、日光引起皮肤癌，这类在二者之间都具有直接关系的事件。

在科学中，听到的最为激动人心的，宣告最大发现的词，不是"有啦！（我发现啦!)"，而是"那太有趣了……"

——艾萨克·阿西莫夫（Isaac Asimov）

第 15 章　追踪指纹

在这里，我们将知道，除了肺癌，其他类型的肿瘤，包括肝癌和皮肤癌，在突变的 p53 上经常存留有独特指纹，昭示着引起这个癌症的是什么物质。

就全世界而言，肝癌在常见肿瘤的排行榜上仅排第 7 位，但在东南亚和撒哈拉以南的非洲地区，却频繁地发生。每年，这个疾病夺去的生命都超过其他类型的肿瘤。乙肝病毒是导致肝癌的主要危险因素，它在这些区域传播极度广泛——在性活跃的成人之间传播，以及母婴之间传播，这与人免疫缺陷病毒非常类似。而且还与艾滋病毒相似的是，它可以在人未发现感染的情况下，对宿主的身体造成极大的破坏，并形成某地的地方病。乙肝病毒通常在许多年后才会引发肝癌，但在亚洲与非洲的高发病率国家，人们罹患这个疾病的风险还受到黄曲霉毒素暴露的加强，黄曲霉毒素是由曲霉属（Aspergillus）真菌生成的，在温暖潮湿又缺少通风条件下贮存的花生与谷物中，容易滋生这类真菌。

黄曲霉毒素是已知的致癌物，在 20 世纪 80 年代晚期至 90 年代早期，

抑癌基因

柯特·哈里斯实验室研究过化学物质对人类细胞的作用机制，而黄曲霉毒素就是其中之一。正如烟草焦油中的苯并［a］芘一样，哈里斯已经知道，黄曲霉毒素在细胞内代谢转化成了一种可结合到 DNA 上并引起突变的物质。下面这项工作是由他和同事们所完成的：中国江苏省启东地区在长江北岸，与上海隔江相望，他们分析了启东地区肝脏肿瘤中的基因突变，发现在实际生活中，这个毒物发挥着作用，并指出了其靶标就是引起 p53 突变。这个地区的肝癌患病率格外的高；当地居民的膳食中，来源于发霉谷物与豆类中的黄曲霉毒素也格外的高，而 p53 中一个不常见的突变，第 249 密码子突变，在这里发生的频率令研究者们吃惊。基因中一个鸟嘌呤突变成为了胸腺嘧啶——与烟草焦油导致的突变一样，但位于基因上的不同热点，而这一密码子突变的结果就是改变了其编码的氨基酸。这会是黄曲霉毒素的指纹吗？

就在哈里斯和他的同事们将要发表他们的文章，描述他们的发现并提出上述这一可能性的时候，一个访问科学家来到哈里斯位于国家癌症研究所的实验室工作，偶然地提起了另一个科研小组，这个小组在南非工作，也在肝脏肿瘤中发现了罕见的 p53 突变，但未能确定其意义，也不知道在发现这一突变后应该接着做什么。哈里斯意识到，这可以加强他们的研究，把黄曲霉毒素与肝癌中的 p53 直接联系起来，他催促另一个由穆罕默德·厄兹蒂尔克（Mehmet Ozturk）领导的小组赶紧把他们的研究写成文章，这样两篇文章就可以一起发表，而他们也确实在 1991 年 4 月一块发表在了《自然》杂志上。

很快地，在许多温暖、潮湿而粮食又保管不善的其他地方，黄曲霉毒暴露与肝癌病人 p53 罕见突变同时发生的这一现象，开始明朗了起来。但在这些人的细胞中，作为一部精密的仪器，它里面发生了什么？尽管在最开始，他因为被卷入烟草与癌症的争论中而有些不安，但艾诺作为一个天生的侦探，他最爱做的研究就是最前沿的研究，比如，有缺陷的肿瘤抑制基因影响着现实生活中的人。从中国到巴西，从伊朗到西非和东南亚，以及其他许多国家，他孜孜不倦地追逐着 p53 上的指纹。为了研究黄曲霉毒素，他把研究主要集中在了马里、冈比亚和泰国——肝癌在这三个国家已经成为了一个巨大的问题。他和其他人，包括哈里斯和普法伊费尔，在这个问题上跟进了很多年，终于揭示了黄曲霉毒素与遍布全世界的乙肝病毒，及它们与 p53 之间如噩梦般的联系，因为在它们的协同作用下，引起了肝癌。

最初科学家们解决掉的问题是，乙肝病毒独自作用时是如何导致肝癌的。一个病毒的基因——简单地被称作"x"，那是因为对于这个基因在做什么，长久以来一直没有人有任何线索——它编码了一个具有双重作用的蛋白质：这个蛋白质一方面刺激着被它所感染的肝细胞增生；另一方面则促进着凋亡与细胞死亡。通过这样的方式，病毒尝试着维持其感染细胞的数量在某种意义上达到平衡。但这样导致的后果就是肝脏周期性的炎症、损伤与修复，进而引发硬化——肝脏会因为再生细胞而形成疤痕、肿块或小瘤，并被这些结构严重撑大、变形。

"这种破坏与重建的循环可以持续一段时间，不过有些时候它们也会导致人的死亡——病人可能在罹患肝癌以前就已经死于肝硬化，"艾诺解释说，"但在一些情况下，即使没有 p53 突变发生，在一些慢性肝病或肝硬化的病人体内，也会发生乙肝病毒偶然地整合进肝细胞基因组的现象。在那种情况下，病毒导致细胞凋亡的那部分作用就消失了，而剩下的就仅仅是刺激增生的那部分：细胞逃脱了破坏，并向着癌症的道路奔去。这解释了即使有野生型 p53 在细胞内存在，硬化也会进展为癌症的原因。"

哈里斯的课题组发现，乙肝病毒蛋白与 p53 蛋白质相结合，形成一个复合物，几乎与猿猴空泡病毒 40（SV40）对 p53 作用方式相同。他们猜想，乙肝病毒这样的行为类似于破坏 p53 作为肿瘤抑制因子的功能，而且这是肿瘤发生的驱动力量之一。然而，艾诺与他的同事最近在西非的研究提示，这个猜想是错误的：它把这两个蛋白质之间的关系搞颠倒了，真实发生的情况貌似应该是 p53 阻断了病毒蛋白 HBx 激活凋亡的功能，却又完整地保留了其促使细胞增生的能力。此处最重要的一点在于，在活体生命中，p53 与乙肝病毒 HBx 之间的联系促使了病毒蛋白的转化，而只有在p53 受黄曲霉毒素诱导发生 249 密码子突变时，这种转换能力才最为强悍。那样一来，刹车被松开了，肝细胞就很容易发生癌变。"与非乙肝病毒慢性携带者比较，乙肝病毒慢性携带者患肝癌的风险是其 5—7 倍，"艾诺告诉过我，"只受到黄曲霉毒素作用时，患肝癌的风险很难衡量，但大致不超过两倍。如果有人同时暴露于这两者中，患肝癌的风险至少升高到普通人的 20 倍，更有甚者，可高达 60 倍。所以，这实在是一种倍乘的关系。"

p53 改变了病毒蛋白的功能，而不是病毒蛋白影响了 p53，从中得到的启示也有助于解释一个长久以来的未解之谜，这个谜团存在于非洲裔肿瘤病人中。当一个人感染了乙肝病毒并最终进展为肝癌时，这个人通常会因为多年以来的损伤与修复而表现出末期肝硬化的特征。"这是在西方世界见到的规律，"艾诺说，"没有经历肝硬化而进展为肝癌的，真的比较异常。"但他们在非洲研究的肝癌病人中，尽管有乙肝病毒的慢性感染，其现象却并非如此。"我觉得，可能他们中的 15% 先发生了肝硬化，而其他的许多人，会在癌细胞增生的过程中发生硬化，这是肝脏对炎症状态的一种次生反应，但它发生的时间并不是在患癌之前。"

艾诺的理论是，突变的 p53 通过阻断病毒杀死细胞的能力，阻止了常规的炎症循环所造成的损伤与修复，及其引起的硬化性疤痕与小结节。因此，自相矛盾的是，黄曲霉毒素暴露可能会保护有慢性乙肝病毒感染的人，一般为数年，直到日常生活中的其他事件影响到它们，使其更易发生癌症。"我们一直无法理解，为什么我们在这些人群中只观察到如此少的肝硬化。这是我 15 年前就发现了的现象——我们只发现了很少的病人有肝硬化。通常，我对此类病人的反应是'哈，他们不是你要找的人……他们没向医生说实话，所以检测结果不实……诊断并不准确'等等。但从那时候开始，我们就做了一点队列研究（随访一组具有普遍特征与生活方式的人），而我们同样发现，在发生肝癌之前，大多数肝癌病人没有一丝肝硬化的迹象。"

在对泰国肝癌病人开展的研究中，艾诺与他的团队发现了相同的现象——那些具有由黄曲霉毒素引发的突变而又同时感染乙肝病毒的人，没有发生肝硬化的迹象。然而，尽管黄曲霉毒素导致的突变型 p53 可能在短期内对肝脏有保护作用，对于这个侵犯性的真菌进行控制，在减少肝癌的负荷中还是最重要的，而在马里发生的事情，成就了这个不期而遇的发现。最近，艾诺和同事们在马里首都巴马科认真翻阅当地的癌症登记簿时，他们面临了另一个谜题——肝癌发病率似乎在垂直下降。从 20 世纪 90 年代晚期开始，随后的 15 年间，新发肝癌病例减少了大约 75%。他们在记录中寻找瑕疵与偏倚，但没发现任何明显的线索可供解释，以消除对这个令人瞩目的数字的疑虑。

通过进一步的研究，他们发现，在 20 世纪 90 年代中期，农业部启动了一个项目，来预防全国的庄稼受到黄曲霉毒素污染。其最原始的动机不是因为公共卫生，而是为了经济效益：马里想把它的庄稼出口为动物饲料，而这就需要遵循国际上的规程。然而，这一项目对街坊们，无论男女，都产生了深远影响，艾诺说："首先，食物的污染降低了；其次，则是因为大多数粮食产品转向出口销售了，所以膳食结构发生了变化。"今天，马里暴露于黄曲霉毒素的人群仅在冈比亚还存在一小部分，而那里，肝癌的发病率仍像往常一样高。

但这个故事也有不好的一面：正如艾诺和他的同事预测的那样，医生们开始发现，马里出现了有史以来最多的肝硬化病人，因为乙肝病毒仍在肆虐，而给这个病毒套上枷锁的因素——即黄曲霉毒素致突变的 p53——不再普遍存在了。

对涉猎分子流行病学的人来说，这一科学最大吸引力在于，它通常可快速而直接地应用于现实生命规则中，而肝癌与霉变谷物的案例正是如此。研究得出黄曲霉毒素、p53 二者与乙肝病毒间的关系后，科学家们发现，他们可以从血液的检查中，读取到很多信息，与一个人肝脏中正在发生的事件相关。"关键点在于，肝脏在清除某种物质时，这种物质要么通过胆汁排泄掉，要么进入血液。它不能去往其他任何地方——与消化道或者肺那样的有直接通往外界的通道器官不同。"艾诺解释说，"那意味着，每一丁点来自肝细胞的 DNA，最后都会进入血流。而肝脏是一个非常大的器官，因此，你在血液中发现的自由循环 DNA 中，有很大一部分都来自于肝脏。"

科学家们已经开发出了一种方法，来检查这些 DNA，并从中筛查出黄曲霉毒素致突变的 p53。他们也能监测病毒基因组的成分，并观察乙肝病毒上都在发生些什么。然而，不幸的是，对于皮肤癌来说，不存在如此简单的检测方法，尽管阳光这一致癌物在 p53 上留下了同样清晰的指纹。人们只能留意自己是否有罹患这一疾病的体征与症状。

抑癌基因

太阳的指纹

我 7 岁时，我父亲被派往婆罗洲（Borneo）去开设一个结核专科诊所，以及一个普通医院，为当地特有的迪雅克（Dyak）部落服务。我们一家人从利物浦开始了航行，我还清楚地记得甲板上的那些日子，于大洋深处，沐浴着那湛蓝的天空与炽热的太阳。我们全都被日光灼伤了，肩膀上起了大水泡，一摸就疼，而这意味着，我们只能呈大字或木字形趴着睡觉了。最终，皮肤表面的一层皮就像墙纸一样，长长地、一条条地掉了下来，可是，我小妹的鼻子看上去就从来没有痊愈过，所以，我们在婆罗洲那些全家福照片中，大多数时候都能看到她鼻子上横着贴了一块膏药。在 20 世纪 50 年代的那段日子里，甚至在接下来的几十年间，对于毫无保护地暴露于阳光下，承受着什么样的风险，我们一直一无所知。

而我们现在知道了，紫外线（UV）是导致皮肤癌的主要原因，在 20 世纪 90 年代早期，耶鲁大学的道格拉斯·布拉什（Douglas Brash）与同事们发现，紫外线也伤害 p53，并留下如同指纹一般独特的突变。20 世纪 80 年代末期，布拉什首次研究 UV 辐射这种已知的致癌剂，探究其在皮肤细胞中的效应，关于其如何致癌，彼时已有三种主要理论。一种认为，紫外线干扰了免疫系统，使其无法如平常一样，从皮肤表面移除受损细胞；另一种认为，阳光直接刺激细胞生长；而第三种认为，UV 辐射损伤 DNA，敲除了一个或一组重要的基因。

欧洲和北美的数个研究小组独立地对皮肤癌进行了研究，并发现鳞状细胞，也就是那层紧贴于皮肤表面下的扁平的如碟子状的细胞，最容易吸收 B 段紫外线（UVB）射线，而在皮肤更深处，那里的基底细胞是发生皮肤癌最多的细胞，UVB 在此处不容易被吸收，且吸收也较少（在当时，太阳射线对黑色素细胞的作用仍不清楚，黑色素细胞与黑色素瘤有关，这是一种最少见，却又是最致命的皮肤癌）。研究者们也发现，UVB 射线会损伤 DNA——而且它以一种很特别的方式导致此种损伤：它攻击的靶点通常是同一条 DNA 链上相比邻的胞嘧啶与胸腺嘧啶这两个碱基，使它们发生扭转，因此胞嘧啶被替换为胸腺嘧啶，有些时候，也可能是两个胞嘧啶同时被调换成两个胸腺嘧啶。此类情况所导致的后果是，该链所编码的蛋白质发生小规模却严重的改变。在体内，在那些阳光无法到达的其他任何部位，那些地方所产生的肿瘤中，都不会见到与之完全相同的突变，因此这种突变被认为是 UVB 的指纹。

在我们以及所有的生物的整个生命历程中，DNA 损伤与突变都在一直发生着。当然，突变是进化与环境适应的驱动剂，所以它可以是一种有益的力量，但同样也可以是有害的。因此，布拉什深知，UVB 可导致突变，但这并不能证实它就是皮肤癌的必然元凶。然而，受该疾病的常见形式之启发——尤其是来自澳大利亚以及新西兰的一些证据，其中新西兰有着全世界最高的皮肤癌发生率——他认为，他的最佳赌注应该是去探索受损的基因。

典型的皮肤癌通常发生于中年以后。澳大利亚研究员们早就注意到，对于苍白型皮肤移民——一般来自英国及其他北欧地区的人——来说，如果他们在成年后才来到这个国度的话，其患皮肤癌的几率低于在儿童时期即抵达的移民。在最新的移民调查中，这二者患皮肤癌的比例与其祖国的人群中的比例趋于相同，然而，从孩提时期起就生长在澳大利亚的移民，其患癌比例就与其他澳大利亚白人相似。这提示着，UV 射线损害一个人的皮肤时，就使得他或她在很多年前就已经走上了患癌这条道路，而那些在这个国度待的时间最长的人们，比起那些在北欧的云层与雨露之下度过童年的人来说，他们显然经历着更高的，来自澳大利亚强烈日光的风险。

布拉什推测，如果 UV 射线直接影响了免疫系统，或者激活了细胞的失控生长，其效应应当是迅速而短暂的，而移民时的年龄也不应该影响皮肤癌的患病风险，这与观察到的事实不符。事实上存在的这种差异，指向了一个突变基因的存在，只有突变的基因，才会具有持续效应，这才是最像样的原因。因此，他的任务就变成了去寻找，是哪个基因受到了影响。这又像是大海捞针一般：在当时，人类基因组还未进行测序，而且每个人都相信，基因组中包含至少十万个基因，而不是我们今天所知道的不足三万。

抑癌基因

好运尚未降临，布拉什和他的小组已经沿着好几条已知的癌基因通路进行了探索，毫无收获。一天，阿尼·莱文来到耶鲁进行了一次演讲，他在演讲中提到，许多肿瘤中都发现了 p53 的突变。布拉什听了这次演讲，突然间，很多线索的碎片组合了起来：比起癌基因来说，在皮肤癌中起作用的更像是肿瘤抑制基因，因为要形成恶性肿瘤，需要肿瘤抑制基因的两个等位基因都遭到破坏——如果按我们之前第 7 章的比喻来说，就是两个刹车装置都失效了。发生这些情况，可能需要许多年的时间，因此可以解释，皮肤癌有一个典型的缓慢发展的过程，通常是受害者在首次受到严重的暴晒后，历经多年的时间才发生。

而在另一个有趣的线索中，也可能与 p53 相关。患有一种名叫疣状表皮发育不良的皮肤病病人，会在皮肤上长出很多的疣，尤其是在手、足部，而这些疣在暴露于阳光后，很容易发生恶性变。疣状表皮发育不良症是由人乳头瘤病毒即 HPV 中的一些特殊种类所引起的，现已明确，这种病毒的目标就是 p53 蛋白质，它会破坏这一蛋白质，导致其他器官发生癌症，尤其是子宫颈癌。

为了进行这项研究，布拉什的小组从医疗档案室提取了非黑色素瘤病人的皮肤肿瘤组织，这些病人来自纽约市，以及瑞典的乌普萨拉（Uppsala），因为乌普萨拉大学医院的扬·蓬滕（Jan Pontén）对此研究产生了兴趣，并加入了其中，成为这一领域的又一新生力量。所有肿瘤样本都来自病人身体受日光照射的部位，比如脸和手。研究者们从每一个样本中提取出了 DNA，并定向关注了 p53 基因，寻找突变。他们发现，90% 的样本——即绝大多数，携带有紫外线照射后的特征性突变，并因此可以生成一种具有活性的，且形成了特异性修改的蛋白质。在 1991 年，布拉什和他的研究员同伴们把这项发现发表在了《美国科学院院刊》（PNAS）上。但这时，还没有任何人知道，正常的 p53 是如何发挥其作用的，直到数年后——在他们及其他许多小组的研究下——科学界方可开始清晰地描述，当我们坐在户外的阳光中时，正常的生理情况下，都有些什么事件在发生，还有就是当什么样的问题出现时，就会进一步地引起皮肤癌。而这一情况大体上是这样的：

对于那些罹患皮肤癌的病人来说，在他们生命中的某个时刻，一般是儿童时期，会有一个或者一群细胞，因为某次偶然的日光灼伤而发生 p53 突变，并且这种突变会被保持下去。我们现在知道，紫外线辐射会导致 DNA 的大范围损伤，但在情况不十分严重时，我们的机体对这种损伤有一套高效修复机制：我们细胞里的酶会剪切下受损的那段 DNA，并用正常的拷贝去替换掉它。然而，这个机制有可能会失效，因为某些未知的原因，在修复的过程中，某些位置的效率会最为低下，而那些位置就是基因里的突变热点。

彼得·霍尔与大卫·莱恩用紫外灯对霍尔的胳膊进行了照射，这一项超出常规的试验显示，当我们坐在户外阳光中时，p53 会在我们的皮肤中被激活。其他研究者们因此发现，在正常的生理事件中，那些因日晒而导致 DNA 损伤却又无法修复的细胞，会受到激活的 p53 蛋白质诱导而发生凋亡。但当 p53 自身受到损伤时，这个细胞就不会凋亡，将继续存活下去，并会通过复制，把这一重大的突变传递下去，直到皮肤受到更多的伤害，通常是几十年后，最终转变为癌性的细胞。

布拉什称，在这一情况下，日光给予的是一个双重打击。正常细胞包围着一个 p53 突变的异常细胞，当这些正常细胞在日光照射下受到伤害时，就会如它们注定好的那样，启动自杀程序。这样一来，异常细胞就有了更多的自由空间来扩散。"日光通过诱导正常细胞自杀，使受其偏爱的 p53 突变细胞增殖。"他与同事，皮肤癌专家大卫·勒弗（David Leffell），在《科学美国人》（*Scientific American*）杂志上的一篇文章中这样解释。"事实上，在致癌中，日光作用了两次：一次使 p53 基因突变，然后建立起异常细胞系失控生长的条件。"这是整个事件中的关键，因为它使得某一个能引发癌症的突变细胞得以进行克隆化扩张。

"大多数人没有意识到的是，"布拉什说，"相比起初始的突变，对癌症来说，克隆的扩张在数字上更为重要。将你自己暴露于日光 5 次，会产生 5 倍之多的突变。但 p53 突变的那部分细胞受到 5 次额外照射，却会产生多得多的突变细胞。就像银行计算一样，这个指数式的增长很快就会形成一个巨大的数字。"这一恶变前的损伤就因此而形成了，并给致突变物提供了越来越容易攻击的靶标——此种情况下是 B 段紫外线——在 p53 突变的细胞上进行决定性的"二次打击"，使其转化为癌性的细胞。

抑癌基因

我们在这里讨论的是体细胞的突变——在一个人的生命中的某些时刻，在躯体的单个细胞中偶然出现的突变。当某些时候，受到打击的是一个精子或一个卵子时，突变的基因可以被传递到后续的世代上去。这被称作生殖细胞突变，对于遗传到突变的人来说，可能是非常坏的消息，因为其体内的每个细胞都将携带有这个突变的基因。

当你治疗一个癌症病人时，治疗是针对这一病人的，预后是针对这一病人的，恢复是针对这一病人的，家属只能得到支持。这里，家属是治疗的一环——情况因此更为复杂。你绝不是在处理一个人一种情绪一种反应一种人格。你在处理着来自一个家族的不同的问题。

——帕特里夏·阿什顿·普罗拉

（Patricia Ashton Prolla）

第16章　癌症家族

这里我们会：（1）谈谈某些家族尤其容易患癌，其引起的原因是因为他们所有的细胞都具有突变的 p53，并通过精子或卵子将其世代遗传下去；（2）见见弗劳明（Fraumeni）博士与李（Li）博士，他们最先发现了这一以他们名字命名的综合征。

约翰·伯克利（John Berkeley）在马萨诸塞州波士顿的郊外长大，那时他还是一个小男孩，有一天，在花园玩的时候，他摔了一跤。这一跤把他的后脑勺上摔出了一个包，几天过后，这个包还没消散，他的父母就带着他去看医生了，医生诊断那是横纹肌肉瘤，一种罕见的癌症，它生长的位置就在约翰颅骨底部骨骼上附着的肌肉中。约翰当时 4 岁，接下来的两年多时间里，他不停地进出于波士顿丹娜 – 法伯癌症研究院（Dana –

抑癌基因

Farber Cancer Institute）（后来被称为西德尼·法伯癌症中心）。他在吉米基金专家诊室中接受治疗，这个诊室是以一名患肠道淋巴瘤的小男孩的名字命名的，在 20 世纪 40 年代，以这个小孩作为海报，争取到了这一儿童癌症研究中心的成立。

约翰接受了外科手术，从颅骨上移除了一个高尔夫球大小的肿瘤，在接下来将近一年的时间内接受了放疗。"我记得要躺在一张桌子上，而他们会用那种像封口胶带一样的东西，把我的身体和头结结实实地缠起来，那样我就动不了了。"在与他进行电话交谈时，他这样告诉我，"确实，要让一个小孩保持不动以便于进行放疗是件很困难的事，而我只记得，在那个年纪，被胶带绑在桌上是件非常不愉快的事。"

他的治疗方案还包括了持续两年的化疗，这意味首先他得每天去医院门诊打 8 小时的静脉点滴，把一系列让人变得虚弱的混合药物注入体内。"我的治疗结束时，就是我开始上幼儿园的时候，而那时我的头发没了，我是一个小秃子。"他说，"小孩们说话可以很残忍，而我正好经历了这种情况——我清楚地记得在学校被其他小朋友欺负的事。"

约翰的治疗小组尽管不看好他的预后，但仍尽力让他活下去，这使得他父母的心情就像是坐过山车。"我后来才知道，那几乎毁了他们的婚姻。"他回忆着，"当时，在 20 世纪 70 年代，'癌症相关服务'不像今天这样，甚至离建立起来都还有一段距离。对于那些有着类似情况的家族来说，……我想用'残酷'这个词。你被带进病房；你受到治疗然后回家。那里没有友好的氛围，没有家人的支持，任何东西上都没有糖衣。"

然而，他们勇敢的小儿子重新有了强健的体魄后，并不意味着伯克利一家的麻烦就此终结。约翰有一个弟弟，大约在他治疗开始的时候出生的。约翰的故事诡异地再现了，在两个男孩分别是 10 岁和 6 岁的时候，他们在花园里和朋友们玩的时候，弟弟被一个棒球击中了腿。被球打出来的包没有消散，当他那焦急的父母把他带到医院去检查时，他们被告知，弟弟得了骨肉瘤，一个长在骨头上的肿瘤，他的腿将被截肢。

"我们家庭中亮起的下一个红色警报，是我父亲，他在四十出头时得了一种软组织肉瘤。"伯克利说。这个家庭的医疗史也给丹娜－法伯研究院的专家们提供了信号。当时是 20 世纪 90 年代初期，癌症具有遗传学基础已经被很好地确认了。还有就是，一位美籍华裔癌症学与流行病学家，弗雷德里克·李（Frederick Li），当时是伯克利治疗小组的一员，对于家族聚集性的癌症有着特别的兴趣。最近，他的名字和一个遗传易感癌症综合征联系了起来，这种疾病是他和一位来自贝塞斯达美国国立健康研究所的流行病学家，约瑟夫·弗劳明（Joseph Fraumeni）共同发现的。

李弗劳明综合征，或称为 LFS，对于这一疾病来说，绝大多数患者的所有细胞都与生俱来地包含一份突变的 p53。这就是所谓的"生殖细胞突变"，意味着突变发生在精子或卵细胞中，而有问题的基因就通过受影响的父亲或母亲进行世代传递，导致其后代在几乎任何年龄都极易罹患癌症。

伯克利一家获得了遗传咨询。三位受癌症折磨的人接受了检测并被证实全部为 p53 突变阳性。约翰的弟弟在 2004 年死于一场车祸，当时他正经受着一场癫痫发作的折磨。他的父亲，在经过几次肉瘤的折腾后，在 2007年死于胰腺癌。2010 年，约翰成为了一个团体的一员，他们建立起了李弗劳明综合征协会——一个基于互联网、面向那些独自面对生命中有癌症风险的人提供相互支持的组织。他自己在不久后再一次患病，于 2012 年被诊断为肌纤维母细胞肉瘤。

基抑因癌 疾病侦探

约瑟夫·弗劳明开始他在美国国立癌症研究院的流行病学家职业生涯时，办公的场所只是一间昏暗破旧的小办公室，位于马里兰州贝塞斯达市中心一家服装店旁。他与另一位新招募的员工鲍勃·米勒（Bob Miller）共用这间办公室。在 20 世纪 60 年代中期，美国国立健康研究所的流行病学才刚刚起步。弗劳明在北卡罗来纳州的杜克大学完成了医学的学习，在纽约的纪念斯隆－凯特林癌症中心工作时，他发现自己很善于发现疾病的模式，而且他对前来就诊的病人的患病背景特别有兴趣——这些病人的生活与工作环境，他们的家庭——这些都是给他们带来病痛的线索。如果选择医生作为他的职业，他很可能从军并被派遣到越南去了，但他选择了在国立健康研究所进行流行病学专业研究。

鲍勃·米勒是一位儿科医生，但他也有流行病学的学位。这两个男人建立了深厚的友谊。"一定程度上，鲍勃是一个反迷信权威的人。"弗劳明评价，"我记得，他一来就做的事中，其中有一件就是展示一张照片，那张照片挂在他的墙上，是一份来自《纽约客》（*New Yorker*）的封面。照片中一群海鸥排成一排，站在房顶上。所有鸟都朝着一个方向，除了一只站得远一些。他告诉我，那些朝前看的，是在考虑诊断结果及如何治疗病人。'我们应该像这只一样，'他指着那只与众不同的鸟说，'从侧面去寻找，从社区、环境、家庭，看看病人都在发生些别的什么情况。'"

弗劳明还保存着这张照片，2012年夏天，我去国立健康研究所癌症研究中心访问他时，他还从一堆他收集的材料中把它抽出来，展示给我看。他当时已经79岁了，就要从癌症流行病学与遗传学主任的岗位上退休了，这个部门是他50年前建立的，在他的领导下，它从服装店旁蹒跚起步，到今天已成为一个巨大而卓有声望的单位，在贝塞斯达郊外拥有一座优雅现代的园区，专为实验室和办公室而建。那天正是一个桑拿天，不过天空已经聚集起了雷雨云，我刚刚一到，雷雨就下来了。我们坐在他那堆满了书的办公室里，墙上无数框裱过的证书和奖状包围着我们，冰雹打在窗户上，窗外有落叶在风中狂舞。沉思了一会后，弗劳明这位戴一副大大的儒雅眼镜的瘦高寡言的男人，谨慎地选择着词语，说道："遇到鲍勃我非常幸运。他就是我所说的灵魂亲人。"

米勒被儿童期癌症点燃了好奇心，在当时，除了患唐氏综合征的小孩特别容易患白血病这一现象外，其余的都还是谜。脑海中有了这样一个可关联的例子后，这两位流行病学家决定在儿童癌症的其他发生模式中，寻找可能在幼年诱发癌症的极不寻常的线索。对儿童来说，任何一种癌症都是相对罕见的，因此，为了收集到足够多的病例以使模式变得清晰，他们必须搜索多家医院的记录。他们最初研究的是威尔姆斯氏肿瘤，他们检索这一肾脏的肿瘤得到了440个病例。这些病例与"一系列的异常"具有关联，这些异常包括了泌尿生殖系统的缺陷、精神与躯体发育的迟缓、无虹膜（虹膜缺失），在某些受影响的小孩眼中会出现。此种情况极为少见，他们在收集到的样本中发现的6例虹膜缺失具有"不同寻常的统计学意义"——其频率比在普通人群中期望的频率高出 1 000 倍——因此强烈地提示了其与该肿瘤的关联。

"我们对此感到兴奋，毕竟我们在儿童期肿瘤上走出了完全不同的方向，"弗劳明告诉我。"我们不仅发现了肿瘤与异常体征间的关联，我们也发现了肿瘤与肿瘤之间的关联。患过一种癌症的儿童经常会患第二种癌症，且与第一种不相关。我们发现，其中一些是与治疗相关的——即放疗和化疗——但许多不是，所以这让我们构思了这样一个概念，遗传易感性可以导致同一个体发生多种肿瘤，也可导致在家族中分布的不同肿瘤。"

这时候，作为一名儿科肿瘤医生培养的弗雷德里克·李加入了他们的小部门。"弗雷德里克是个很棒的家伙，"弗劳明评论道。"他是个王子。工作中很好相处，聪明、谦虚——他为我们小组贡献了很多。"（在描述他欣赏的人时——比如那个致力于视网膜神经胶质瘤研究的艾尔弗雷德·克努森，我们之前提到过的，他引导了肿瘤抑制基因的发现——弗劳明有一个奇怪的习惯，就是称人家为"王子"。）以他和李命名的综合征的故事，在一项儿童肾上腺皮质瘤的调查中开始了，这种肿瘤是一类涉及肾上腺外层组织的癌症。这些小腺体位于肾脏的顶部之上，释放的激素控制着许多对生存至关重要的功能，比如心率、血压、应激状态下战或逃的反应、生长及性征等。"肾上腺皮质瘤非常罕见，"弗劳明说，"所以我们不得不走访了 10 所医院，才拿到 21 个病例。而其中两例得了脑瘤……不同寻常！"他说到这停顿了一下，对此进行了强调。"然后，当我们完成那项调查时，我接到电话通知又出现了第三例患脑瘤的患者，而这个家族中有很多人患有肉瘤。对我来说，那意味着某处有敌人在行动……三个那样的病例，不能像平常那样说它很少了。所以，当这些大量的小线索聚在一起时，某些事就发生了。"

当来自一个家族两个年幼表兄弟被委托给弗雷德里克·李进行治疗时，发现的时刻来临了，这两个小孩患的是横纹肌肉瘤（就是在我们本章开篇提到过的，折磨过约翰·伯克利的那种肌肉肿瘤）；其中一位小孩的母亲，还只有 20 多岁，患了乳腺癌；另一个小孩的父亲患了急性白血病。"你知道，这么多癌症同时发生简直是爆发性的。"弗劳明评价道。这两位医生在这个家族中进行了追踪，获取了其世代的详细医疗史，在其中有大量的癌症发生，有些时候，在同一个人身上会出现多种肿瘤。"那就是——我们知道有某种综合征存在。"

现在，他们终于完全跟上了疾病侦察的工作进度，这两位回归到了他们在儿童期癌症的多中心调查工作上来，他们抽取了横纹肌肉瘤病例进行更深入的研究。在这些病例中，他们发现了另外三个家族，这些家族中儿童期的肿瘤与孩子们依然年轻的父母们所患的癌症具有关联。他们确信自己掀开了一个重要的盖子，掩盖其下的是非常少的线索，这些线索指向了儿童是怎样蒙受这样一个疾病的折磨，以及患上这种疾病的原因，因为这个疾病通常被认为是岁月的摧残与长期有害环境因素的暴露所导致的，他们迅速地准备了一篇文章，打算尽他们所能地以最快速度发表在《内科学年鉴》（*Annals of Internal Medicine*）上。"最耗费时间的事情，倒是该如何来称呼我们所发现的这个综合征。"弗劳明笑了。"弗雷德里克比我更保守，我们最终用了'家族性癌症'这一名字，并在其后加了个问号。"

当时是 1969 年，离癌症具有遗传学基础这一理论得到有理有据地证实，尚有一段时间，房顶上的"海鸥"们，大多都还在盯着病毒。李和弗劳明的论文及其建议的家族性综合征——以遗传基础定义的——在满满的质疑中，被杂志社接收了。少数家族性的，也即遗传性癌症是早就为人所知的，但它们都倾向于在相关联的病例中引起相同类型的肿瘤——比如说乳腺癌、结肠癌、卵巢癌——而且危害到的是成人。"我们发现的综合征在'受影响的'人群中是不同寻常的，全是小孩和非常年轻的成人——以及一系列稀奇古怪的肿瘤……每样可以想象得到的细胞都有可能发生癌变，从白血病到神经胶质瘤，肉瘤到肾上腺肿瘤和乳腺癌。而且还会有一些其他的奇怪肿瘤如脉络丛肿瘤，脉络丛分布在脑内膜，是脑脊液循环的通路。这类肿瘤在李弗劳明综合征中很常见，以至于它几乎就是一个特异性的病征（即可诊断某种疾病的特征）。它就像儿童期的肾上腺皮质瘤这类癌症一样——你发现了这类癌症，你就要想到李弗劳明综合征。"

不寻常的肿瘤类型多样化，使得本就有所怀疑的人更加迷惑了。一些人提出，在家族模式背后，有一种病毒，在怀孕及生产期间通过母亲感染了小孩，就像人类免疫缺陷病毒那样。也有人认为实际上根本就没有什么模式，他们所见到的"只是偶然的表现"。但作为优秀的科学家，李和弗劳明脑子中始终有一个信念，他们确信他们所观察到的系列现象的根源，是一个或者一些基因。他们决定留心观察他们调查中最开始着手的那四个家族，历经了 12 年的时间，他们在其中观察到了另外 16 例癌症的发生——所有的肿瘤都包含在他们提出的综合征诊断标准之中，而且这些还只是一系列肿瘤中的一部分。

在这段时间里，其他两个小组加入了家族癌症流行病学这一领域：一个由休斯顿 MD 安德森的路易丝·斯特朗（Louise Strong）领导，而另一个由英格兰曼彻斯特大学的吉尔·伯奇（Jill Birch）领导。他们共同提供了更多的证据，支持李和弗劳明的遗传学假想——而且很偶然地，使得李弗劳明综合征，或简称为 LFS 的这一名词，慢慢地进入了医学文献，并在 20 世纪 80 年代成为一种通用的说法。然而，几乎又过去了一个十年，人们才确定突变的 p53 就是给那些不幸家族带来痛苦的基因。

追踪原罪基因

在 20 世纪 80 年代末期，时任癌症流行病学主任及波士顿丹娜 - 法伯癌症研究院应用肿瘤学专家的弗雷德里克·李，与一位名叫大卫·马尔金（David Malkin）的加拿大年轻人组成了拍档，在多伦多病童医院接受儿科学训练，期望积累一些儿童癌症方面的经验，并带回加拿大的临床工作。在与李相处的时间中——马尔金将其描述为"一个绅士与学者。不是外貌让人印象深刻，而是非常有风度，更兼有非凡博学的才识"——让马尔金有了做研究的欲望，所以他决定，除了在临床治疗病人以外，要再从事一份科学家的职业。史蒂夫·弗莱恩德（Steve Friend），这位科学家三年前发现了第一个肿瘤抑制基因 Rb，他提供给马尔金一个博士后的工作。弗莱恩德当时刚刚离开温伯格的实验室，在哈佛建立起了他自己的实验室，一次在饭馆同时就餐的不期而遇，让他和马尔金来了一场头脑风暴，成就出来的想法让他们走到了一起，在一个研究项目上共同工作。"史蒂夫解释过，他喜欢和弗雷德里克（·李）一起工作，他们对探索这个古怪的综合征的遗传问题很感兴趣，"马尔金解释说，"而它听上去也是很吸引人的。"

抑癌基因

有如此宽广的舞台来任性挥洒，又没有线索来指引方向，两位科学家决定，他们的研究要从 Rb 开始，来寻找有问题的基因。对弗莱恩德来说，Rb 是一个熟悉的领域，也很少有什么东西能激发他们对 p53 产生兴趣，因为在当时，p53 还停留在被误认为一个原癌基因的错误中。巧合地，这两位科学家在研究 Rb 作为对抗 p53 的重要物质中，都扑了个空。1989 年，巴尔的摩的苏茜·贝克与伯特·福格斯坦揭示了野生型 p53 实际上是一个肿瘤抑制基因，在当年晚些时候，多伦多的科学家们用小鼠模型做了实验，并发表了一篇文章，描述了携带突变型 p53 动物体内出现的多类肿瘤。马尔金说道，虽然小鼠体内的这一系列肿瘤与肿瘤学家在李弗劳明综合征家族中所见到的并非完全一致，但它是一个足够引人注目的证据，它证实了 p53 的广谱效应，使研究者们将他们的目光转移到这一新发现的肿瘤抑制基因上。

在他们的癌症诊所接诊时，李弗劳明综合征家族成员为弗雷德里克·李和路易丝·斯特朗提供了原材料，使得他们能够开展工作，这两位科学家着手于分离 p53，以寻找可能的突变。在那些日子里，一个个的 DNA 片段克隆与测序实验无休无止，直到他们找到了他们想要的目标基因。"许多序列都不合用，在一年多以后，我们才有了第一个我们所认为的真正发现。"马尔金评价着，"我记得我观察了凝胶，我测序了基因，我将其与正常 p53 进行了比较，而突变终于出现了。我们是非常幸运的，因为第一个出现的突变在第 248 密码子上，恰好是我们所知的 p53 中几乎最为常见的突变。这很偶然，因为如果当时找到的是某个稍微不常见的位点，我们可能不会对其投入更多关注。"

他和弗莱恩德知道，如果他们想要确认这个发现并寻找更多的突变，接下来就还有几个月的工作需要加把力，但既然他们已然知道自己走在了正确的道路上，整个实验室都进入了工作狂模式。"在那个实验室里，你连闹钟都会关掉，然后一直待在里面，因为你有很多乐子！"马尔金笑得咧开了嘴。"1990 年的夏天实在是太让人兴奋了。我们搬进了一幢新大楼，它可以将波士顿港的美景尽收眼底……没有什么理由不应该好好地犒劳一下自己，所以整个实验室真正地沸腾起来了。"

终于，患李弗劳明综合征的病人体内发生的事件被拼凑起来，马尔金和弗莱恩德在附近的一个比萨店中进行了讨论，并定下了他们将要发表于《科学》上的文章，桌上散布着手写的稿纸，残羹冷炙点缀其中，这两位全神贯注的科学家完全无视其他进进出出的食客。他们知道，这个结果将会引起轰动，因为尽管李弗劳明综合征看起来非常罕见，但鉴定出突变 p53 就是造成多变症状的根源，使得这一基因在人类癌症中的中心地位得到了确认。不仅仅是在实验室的培养皿或者基因工程小鼠中，而在我们这样的人类中也是一样。这也意味着，增强的筛查可以在癌症易感家族中找出高风险个体，这样，他们就可以在损伤有可能发展为肿瘤前接受治疗。

数年间，李弗劳明综合征病人体内的 p53 突变还在被报道着，这些突变发生在许多不同的位点，就如同它们在所谓的体细胞案例中那样（病人在生命过程中发生的突变，而非出生时遗传的突变基因）。最常见的突变，是那些影响会使 p53 结合到 DNA 上以打开其他基因（比如作为一个转录因子）的突变。研究者们也发现，出生就带有李弗劳明综合征的女性患者，终其一生，其患癌症的风险会超过 90%，而男性患者大约是 75%，乳腺癌或许就是造成女性具有更高风险的原因。弗劳明说，尽管多数肿瘤学家能辨识李弗劳明综合征的典型特征，"我在研究这些家族时，明白得很多，其中一项就是，李弗劳明综合征的易感性不仅局限于所谓的经典肿瘤——脑、肾上腺、乳腺、肉瘤。它真的几乎是全谱的，我认为，几乎每一个组织都有更高的癌变风险"。

基因抑癌 背负着 LFS 生存——卢瓦纳·洛克继续着她的故事

当卢瓦纳明白她的家族有李弗劳明综合征时，她所面临的患癌概率终于有了解释，那就如同闪电总是劈在同一个点上一样。当卢瓦纳的母亲、姐姐和姨妈在 20 世纪 70 年代早期死于癌症时，李弗劳明综合征在学术圈之外还几乎无人知晓，而且理所当然地未被命名。直到她意大利姨妈的小女儿杰茜卡·曾德（Jessica Zendri）患了双侧腺癌及肾上腺皮质瘤时，一个米兰遗传学家发现了其遗传性的 p53 突变。他建议卢瓦纳回加拿大进行相同的基因缺陷检测，同时他也向她推荐了专门从事相关工作的专家，就

抑癌基因

是现在又已回到多伦多病童医院工作的大卫·马尔金。

卢瓦纳说，在自己从头至尾地完成检查后，卢瓦纳毫不吃惊地得知，她的检查为阳性。但那时，所有的注意力突然从她身上转移走了。"我还能记得我所听见的就只有，'你有一半的可能性会把这个问题遗传给你的小孩'。现在问题全转移到我儿子身上了：他是不是也有一个突变，还是没有？所以他也将要接受检查，因为我需要那方面的信息，我需要知道。"

随后，她和她的丈夫保罗耐着性子听完了遗传学辅导，并再次咨询了马尔金博士，这位博士仔细地向她解释了她的诊断结果的意义，及她目前4岁的儿子卢卡斯也携带这个突变基因的可能性。"和我们交谈的每一位都尽力为我们解释了，"她评价着这些专家，"'这些是你真正需要考虑的事：可能存在假阳性与假阴性的结果，这是你替你的孩子所做的一个决定，所以你需要思考在哪个阶段再告诉他。如果他是这类人，但在成年时，他却说他宁愿选择没有做过检测，他甚至不想要知道，该怎么办？'他们一直在告诉我这些……但我早就停止聆听了。我在那里坐了一会就走了，'啊哈，是的，好吧，我需要想一下，'在内心一直有个声音在说，'他得做检测，我想知道情况。'"

保罗的感受是什么？"我得承认，无可选择，我想要打母亲牌，因为我就是那样的人。有人想对我掌控之中的事件进行保密，那是没门的。那简直就是要杀了我。我是乐天族，对我来说，那就是'哈哈！他不会有这个突变！把结果给我，那样我们就可以揭过这个话题继续生活下去了'。"

在经过一段时间考虑后，洛克一家带着卢卡斯进行了检测。还没有任何信息出来，卢瓦纳也还没准备好看结果。12年后，在多伦多一个生意火爆的餐馆一角，她与我隔桌而坐，清晰地回忆着当时在诊所会面时的情形。"一位在马尔金医生项目中工作的遗传学咨询员，拿着一个马尼拉纸信封走了进来。她请我们坐下，看卢卡斯也在那，她就开始从科学谈起，是吧？她谈了基因，这条链那条链，而我很愉快地听着。我就像，好吧……她只是用一条绳子牵着我们往前，而终点是：'……没有任何问题，完全健康的结果！'"而当她说道"……我们确实找到了……"洛克的下巴都掉了下来，再现了她被震惊的一幕。"我想我没有大声地说出来'我很抱歉，什么？'但我记得我在想：'好吧，等一分钟，我还没准备好接受这个结果。这不是我想要的故事。'"

"我认为，告诉我们这些事情的可怜女人一定在思考：'这个女人什么时候才会意识到，我都讲到什么内容了？因为她还在一直微笑……'"只有在那时候，卢瓦纳和保罗被建议过的那些问题，才像洪水一般淹没了他们的脑海。"我停下了思维的漫溢，开始仔细思考被建议过的每一个话题。天哪，如果他不想知道该如何是好？我如何去把这些信息和知识对他进行保密？而我是否需要采取不同的方式来对待他？当然我需要……我们觉得保护是极需要的。"当晚，她和保罗带着卢卡斯一起睡了——以之前从未有过的一种纵容方式——紧紧地抱着。

渐渐地，洛克一家向李弗劳明综合征妥协了。他们进入了一种常规的程序，每三个月带卢卡斯去病童医院进行一次筛查，他们也及时地考虑着再生一个孩子。这个大家族里的悲剧使保罗很受伤，所以他要求大家同意对未出生的小孩进行筛查，而一旦发现小孩携带有这种突变基因时就进行流产，只有这样的情况下，他才愿意再要一个。但堕胎绝不是一个真正应该考虑的问题，卢瓦纳评论道。当她怀上了，她开始思考筛查的事，她发现她完全无法忍受。她心头一直萦绕着这样一个问题：如果 47 年前她的母亲组建家族时有这样一种检测，她会不会选择堕掉卢瓦纳和她的同胞兄弟姐妹们？

所以卢卡斯的小妹妹茱莉叶在 2006 年出生了。再一次，卢瓦纳相信她应该是正常的。"毕竟，"她说道，"两个小孩，一半对一半的机会……我早就有了另外一半了。"但再一次，她的乐观用错了地方。保罗和她接到了报告，茱莉叶也是这个突变基因的携带者，他们需要像帮助他们儿子那样，去帮助他们的女儿，来面对今后活在癌症阴影下的人生。

就如约翰·伯克利感觉的那样，应对李弗劳明综合征是一种孤独的体验。然而这种情况在最近被认为很少见了，虽然这并不是一个值得开心的消息。到 2011 年为止，全世界文献报道具有遗传性 p53 突变的家庭大约只有 500 个。但当玛丽亚·伊沙贝尔·阿卡兹（Maria Isabel Achatz）揭示了巴西南部的情况后，这个结果发生了改变。

生活中没有什么值得恐惧的东西，只有需要被理解的东西。

——玛丽·居里（Marie Curie）

第17章　特罗佩罗之结

这里我们将了解到，有一个非典型性 p53 突变的李弗劳明家族，其突变被认为是在 19 世纪中期由一个欧洲移民引进巴西的。

圣保罗是一个占地巨大的城市，贫富差距极大。在玻璃与钢铁构成的摩天大楼之下的阴影中，掩藏着许多粗制滥造的木棚屋，在大街及门道前，随处可见挤在一起的穷人，与之相映的是如同他们一样的公民，却穿着考究的衣装，匆匆忙忙地上班、逛街、会友。这是玛丽亚·伊沙贝尔·阿卡兹居住的城市，在这里，她揭开了一段非同寻常的故事，一个关于家族性肿瘤的故事，因为她的工作就在一所大型的现代化医院，A. C. 卡马戈（A C Camargo）医院。而这所医院也是我在 2012 年拜访她时所到的地方，在这里我听到了她的故事。

A. C. 卡马戈医院是拉美最大的癌症专科中心医院，1953 年建成，与最繁闹的市中心林荫道相去不远，就在之前一座日本寺庙的旧址之上。这是东方街的一段街区，而东方街是一块呈网格状的破旧街道，小商铺、地摊及外带快餐店在山上齐整地排列了起来，招徕着匆匆经过圣保罗的人们，在其外面，是绿色的广场，古老的教堂，以及繁忙的交通。东方街是日本人在日本本土之外的最大社区。A. C. 卡马戈医院是这个街区的主体，是一座令人难忘的白色建筑，有着综合性的现代科研实验室及培训设施。每年约有 15 000 名新病人来此寻求诊治。大约 5% 是从巴西之外慕名而来，因为 A. C. 卡马戈医院有许多不同癌症的肿瘤学家，且具有高超的技术。

阿卡兹是一个遗传肿瘤学家，遗传肿瘤学是一个在医学领域相对年轻的专业，其专注的对象是遗传到缺陷基因的癌症病例，而非在生命过程中偶然出现的病人。阿卡兹生长在里约热内卢（Rio de Janeiro）的一个卓有见识的家庭，父亲是一位经济学家，母亲是一名家庭主妇，她是六个孩子中最小的一个。完成高中学习后，她去往巴黎的一所大学学习艺术与设计。但她和一帮大学朋友去印度玩了一圈后，她进军艺术领域的职业规划改变了。他们一群人在克什米尔（Kashmir）边界滞留了一段时间，在麻风病患者聚居地不远处的沙漠地区露营，在那个聚居地居住的人仿佛社会的弃儿，住在石头山坡的洞穴里。他们的困境，以及他们非凡的才智，给阿卡兹留下了深刻的印象。而一次与特雷莎嬷嬷（Mother Teresa）的偶然会面，使她下定了决心从事医学相关的职业，当时，这位嬷嬷受宗教的委派来管理这个聚居地。"那是一次令人惊异的会面，我想，嗯，我应该回过头去做一些更值得做的事。"

阿卡兹回到了巴西，并最终去了圣保罗的医学院——在中途，她的学业被她的两个小孩的出生短暂地耽搁了一下。家庭生活对她来说总是很重要的，她说："我决定从事遗传学是因为我想为各个家庭做些事。我最想从事的是癌症遗传学，当时这是一个新兴的领域。"世界上最热门的癌症遗传学课程，A. C. 卡马戈医院就有其中之一，她在那里的第一年，当时还是一个实习生，她见到了 30 个被她认为是患李弗劳明综合征的家庭。

"这真的让我非常吃惊，因为这种综合征被认为是非常罕见的。当时全世界的文献报道中也只有 280 个家庭——而我却看到了 30 个。所以我想，或者是我误诊了，或者是一些独特的事情在这里发生着。"在某栋研究大楼的实验室后面，我们坐在她狭小无窗的办公室里，她这样告诉我。玛丽亚·伊沙贝尔身材高挑苗条，举止优雅，有着一头棕色的长发，她偶尔会把头发束成一条活泼的马尾垂在脑后。随意地穿一件白色衬衫与一条便裤，就这样坐在她的办公桌后，随时准备接听她的病人、同事或学生的电话。

她告诉我，总共有超过 70 种遗传的癌症易感综合征，不过她认为她有一双能识别李弗劳明综合征的眼睛，当她还是一名医学生时，在圣保罗另一所医院第一次看见了李弗劳明综合征的家庭。"这个病人只是前来进行临床随访的，但在会诊后她说：'好吧，我的确是一个癌症幸存者。我已经患过五种癌症了。'我问她：'你是指转移吗？'而她说：'不，不是那样，是指五种不同的癌症。'然后她列出了她患过的所有的不同肿瘤，然后她说：'在我的家族中，这真的很普通——我们就是有那么多的癌症……它就这样发生，然后我们反而会变得更好。'"

"我如此地着迷，不断学习，当我来到这所医院当实习医生时，再次，我看的第一个病人又是一位李弗劳明综合征病人。他们总是来了又来，直到年终我看到了 30 例。"

海报这种媒介是科学家们互相交流其发现的途径之一——他们受邀将其研究项目进行短小的总结，张贴在特殊的展示板上，展示在进行学术会议的房间内。在空闲时间中，参会代表们可以随意走动，悠闲地阅读这些海报。阿卡兹在 A. C. 卡马戈医院的老板鼓励她向一个癌症会议投递了一份关于李弗劳明综合征家庭的海报，这个会议定于 2002 年冬天在法国举办，当它被接受时，她和她的老板同时飞往法国参加会议。阿卡兹详细描述着当时的情况，她站在自己的海报前，与一位她不知道名字的、高高的、戴眼镜的科学家认真地讨论着她的工作，这时，她看见一位焦急的工作人员过来，告诉这位科学家马上要上主席台主持下一个阶段的会议。皮埃尔·艾诺匆匆走开了，走之前把自己的名片给了阿卡兹，"而我方才意识到，刚才在和世界卫生组织在国际癌症研究机构的中枢里的顶尖科学家之一交谈。"她笑了起来。

作为 p53 突变数据库的维护者，艾诺对李弗劳明综合征以及它的罕见性知之甚深，所以他被阿卡兹的故事迷住了。他邀请阿卡兹在会议结束后，在回国之前去拜访他在里昂的实验室，在一系列协商后，这两位就研究巴西人中的这一现象的合作达成了共识。玛丽亚·伊沙贝尔从未把自己视为一个研究型科学家——"作为一名医学博士，照顾我的病人，试着在早期发现他们的肿瘤，我很开心。"她告诉我。此外，在巴黎的会议期间，她怀上了第四个小孩，并作好了完全的准备，要回归她离开有段时间的家庭与医院。然而，受到艾诺的鼓励，她攻读了博士学位，所以今天，她把学术研究、学生管理，及 A. C. 卡马戈医院的繁忙医疗事务都抓了起来。

肿瘤发生学是一个需求非常高的专业，她告诉我："因为我给我的病人带来坏消息，就连他们的家人都需要对他们自己的健康格外上心，永远地上心。我不是进行手术或者治愈病人的人。我只能伸出援手，和他们一起前行；我永远不能消除他们的痛苦。"

她讲述了一个有关三个同胞的故事，他们是一个女人和两个男人，都很年轻，在见证了他们的母亲经历多次癌症的折磨后，决定加入她的研究项目。在完成咨询后，这三位确定他们理解了可能的结果，阿卡兹抽取了血液进行分析。接下来的一个礼拜中，从三位参与者的母亲那里，她得到了一个惊讶的消息，她的一个儿子，一个拥有工程学博士学位和一份好工作的年轻人，在咨询后离开了诊所，没有等待他的检查结果，就辞了职，抛下了妻子与两个孩子，并做了绝育手术。他说，他想在自己还有机会的时候，把生命过得充实。

"但问题是，结果很快就回来了，而他根本不是一个携带者。"对于这个完全没必要发生的悲剧，阿卡兹摇着头说，"一个非常有教养的人……我们把建议所需要的全部时间都用上。他理解得很到位。但这显示出，一种遗传性疾病的影响到底有多大：一个人的教育程度、智商、背景，对于其所要做出的反应，统统无济于事。这些信息呈现出来时，其产生的打击会使得一个人做出何种反应，是没有人能预知的。"

回到 2002 年，他们在里昂的初次会面，艾诺要求阿卡兹在圣保罗收集她的癌症患者的血样，并把血样带到国际癌症研究机构进行分析。在提取 DNA 后，两位科学家开始对 p53 片段进行分离和测序，这其中存在着最多的显著突变——包括那些与李弗劳明综合征相关联的最常见的突变。但阿卡兹从病人体内获取的血样中，45 例被认为可能患有李弗劳明综合征的仅有 3 例发现了突变。阿卡兹很羞愧："我说：'嗯，我错了，我过度诊断了。我没有在巴西这儿发现什么不平常的事。'"但艾诺可没这么容易泄气。他认为他们现在必须对整个基因进行测序，包括在常见热点区域之外的片段，及基因的两端。当然，结果就是他们发现了相当多的个体携带了突变型 p53，而在第 337 密码子的突变是最常见的。

第 337 密码子在基因中的功能是决定蛋白质的折叠方式，而蛋白质的折叠方式决定了其如何在细胞内与其他蛋白质互相作用。艾诺这次小心地对待了这个问题，因为前一年，也就是 2001 年，一个罕见的与突变相关的报道刚刚发布，其与肾上腺皮质癌（ACC）相关——耐人寻味的是，发现它的也是在巴西工作的科学家。肾上腺皮质癌，你应该还记得，是一种罕见的儿童期癌症，李和弗劳明在寻找家族性癌症综合征的证据时进行过研究。但巴西的科学家，以劳尔·里贝罗（Raul Ribeiro）为首，宣称在儿童中，没有证据显示第 337 密码子的突变与肾上腺皮质癌之外的任何疾病易感性相关。他们认为，这不是泛癌症综合征的一部分，对于限定其风险只在这一个器官的原因，他们在《美国科学院院刊》（PNAS）上发表的文章中给出了解释：第 337 密码子是一个"条件性突变"，其导致的蛋白质错误折叠仅在特定的 pH 条件（细胞内酸度的计量方式）下发生，而这种 pH 水平存在于肾上腺中。此外，他们认为，在巴西南部广泛使用的一种家用杀虫剂可能会导致精子或卵细胞发生突变，从而引起小孩在出生时具有缺陷的 p53。

"这是一个被反复提及的故事，"艾诺说，"我第一次和玛丽亚·伊沙贝尔联络时，我们的确讨论过这种杀虫剂的可能性。"艾诺着急于进行更进一步的研究，在里贝罗小组所发现的肿瘤之外，寻找更广泛的肿瘤谱及其与第 337 密码子突变之间的联系，他在 2005 年飞往了圣保罗，与阿卡兹一起开展进一步的工作。阿卡兹刚刚开始与帕特里夏·普罗拉展开合作，后者在巴西南部一所大型的综合性医院，即阿雷格里港医院（Hospital de Clinicas de Porto Alegre）的医学遗传科工作，她也在接诊明显是李弗劳明综合征的病人。这三位科学家一起前往了伊比乌纳（Ibiuna），一个位于圣保罗近郊的小镇，那里有阿卡兹的一位病人，有着最开阔的心胸与最容忍的态度，她承诺在她家里召开一次家庭会议。三位科学家在这位老妇人拥挤的厨房里见到了 26 位家族成员，整个下午，他们围坐在餐桌旁，吃着蛋糕喝着咖啡，听取了他们的故事。

"他们已经在自己的家族中见过太多的死亡，但没有人说过哪怕一句话，认为应该要对此做点什么，所以他们只是想："好吧，那就是我们的家族。'"阿卡兹告诉我，"他们中的许多人都认为是被诅咒了。"但这三位科学家给聚集在那里的男人和女人们——代表着这个家族的三代人——传递了有关李弗劳明综合征的信息，介绍了可以判定他们是突变基因的携带者与非携带者的筛查过程，点燃了挑战他们宿命的希望火花。最后，阿卡兹，艾诺和普罗拉离开那幢房子时，带走了几乎所有出席者的血样。

然而，这些只是这一大家族中居住在伊比乌纳及其周边区域的一小撮人。很快，在那些本不愿意去深入探究其痛苦历史根源的人中，A. C. 卡马戈医院工作组会面交谈的内容传播开了，最终，更多的人决定，他们要听一听原因，关于他们为何如此容易患上癌症，以及知道他们可以为此做些什么。几周后，这个家族中的大约 85 名成员来到了 A. C. 卡马戈医院与阿卡兹会晤。"当时是 2005 年，我仍然还能见到他们，几乎每周都会——其中一个家族经常来这儿。"她说道，"一个堂表亲属带来另一个堂表亲属——他们就这样一直不停地来。"

它从何时开始？它影响有多广泛？

随着伊比乌纳家族中的问题越来越明显，阿卡兹和艾诺开始思考这样一个问题：这个突变的源头在哪里？它是从什么时候开始的？在当地有一位牧师，可以调阅教堂里关于婚姻、出生、洗礼与死亡的记录，在其帮助下，研究者们可以上溯这个家族至 19 世纪早期，并绘出其八个世代数百人的家谱。在情况允许的节点，他们增加了细节信息，比如是谁患了癌症及患癌的器官。疾病的性状可以回溯很远，而这一家族中的一名成员认为，其中一个可能性是他们来自特罗佩罗人（tropeiro）的遗传。

特罗佩罗人是游商，他们赶着骡子，供应着葡萄牙殖民者，他们在早期形成了采矿与农业群落，这些群落呈点状分布在巴西南部，特罗佩罗人有着各样的商品，也顺带从外界带来信件和新闻。这些商人跋山涉水，大多数时间都花在了路上，而在路上的时光，他们不乏女友相伴。在回溯艾滋病大流行的场景中，人类免疫缺陷病毒在非洲和亚洲就是沿着交易的路径传播的，而与之几乎一样的是，一个突变基因的携带者也可能以这种形式将突变遗传下去。这个遗传缺陷被称为"始祖突变"——某个通过单一移民引入人群的突变，并可以通过 DNA 回溯到某一个人，就是那个共同的祖先。这是一个迫切需要去探索的想法，因为始祖突变就犹如一块被扔进池塘的石头，它产生的波纹可以扩散得又远又广泛。那么在巴西，第 337 密码子的突变扩散有多广泛？

结果显示，其扩散得非常广泛。普罗拉和艾诺在阿雷格里港——也是特罗佩罗人和他们的骡子所走过的道路——进行一些关于普通人群中突变的发生频率的研究时，他们得到了令人吃惊的结果。普罗拉对乳腺癌有着特别的兴趣，她参与了一项关于乳腺癌预防策略的研究，这项研究从阿雷格里港附近的贫民区招募了数千名健康志愿者，对她们进行乳房造影检查。她和艾诺获得了许可，能检测其中 750 名妇女的血液。如同在黑暗中开枪一般。虽然他们不知道应该期望什么样的结果，但他们却在其中发现有两例样本在第 337 密码子的突变检测中呈阳性。"这个频率显然比我们所期望的高。"普罗拉说，"在欧洲和美国已发表的研究中，普通人群中，生殖细胞来源的 p53 突变频率大约是五千分之一。如果在巴西南部及东南部地区，我们真的发现第 337 密码子的突变率是在三百分之一到四百分之一之间的某个水平，就单个突变来说，那确实太高了——至少高出 10 倍——相比于世界其他任何地方的遗传性 p53 突变来说。"

随后，在巴西南部巴拉那州开展的一个新生儿筛查项目中，这一极高的突变率得到了确认。在父母同意进行筛查的 171 649 个婴儿中，发现其中 0.27% 的婴儿都携带有第 337 密码子突变的 p53。这样的发现让人不安：这个突变是不是真的能引起癌症，或者它仅仅是一个不相干的突变？——也就是说它是这个基因中的一个无害变异——科学家们疑惑了。然而，强有力的证据显示，这个突变确实是有害的。除了携带者患肾上腺皮质癌的风险比"普通人"高出 10—15 倍，相较于无此突变的女性，携带此突变的女性至少早 10 年患上乳腺癌。

科学家发现，在巴西，每位第 337 密码子突变阳性的李弗劳明综合征家族成员，都有着一个相同版本的 p53，这时，"共同祖先"的假说得到了证实——变异无法解释这一情况，即这一突变以相同的形式自发地、独立

抑癌基因

地存在于许多人体内。在最近鉴定到的更多病例中，也得出了相同的结果。变异被排除这一现象告诉我们，相对来说，原始病例是近期的，艾诺认为："它不是一个古老得可以上溯到一千年左右的始祖效应，要不然你应该可以在基因的非编码区看到一类被称作'漂变'的变异发生。"

普罗拉与艾诺在阿雷格里港所进行的发病率研究的故事还有附言。在研究中，普罗拉通过电话随访两位已被确诊为阳性的妇女，讨论她们家族的历史。两个女人回应说，癌症对她们来说太熟悉了。令大家都大吃一惊的是，当普罗拉为了在家系中追踪疾病而绘出她们的家谱时，她们发现她们有亲缘关系：她们都报告了同一个患有癌症的堂表远亲。

在进行咨询后不久，家族中的一位妇女那尚在襁褓的侄女患上了肾上腺皮质癌。因为普罗拉在这个家族中做的工作，大家对症状有了警觉，婴儿很快就被带到了普罗拉的诊室，此时她的肿瘤还容易治疗。但她的父母因为宗教信仰关系，对进行外科手术不大情愿——他们是耶和华见证人，他们的信仰禁止输血。让他们欣慰的是，手术医生从法院获得了治疗命令，把这一重担从他们的肩上卸了下来，更何况在手术中没有发生输血的需求。今天，这个婴儿长成了一个健康的小女孩，和她的父亲与婶婶一起，规律地到普罗拉的诊室及医院去看医生，进行常规筛查，这三位都是突变 p53 的携带者。

基抑
因癌 一个更复杂的故事

得出特罗佩罗之结这一结论，是很有理智的，伊比乌纳家族可以追溯他们的根源到一个共同的祖先，一名葡萄牙移民，以行脚商谋生，在 19 世纪早期，他在伊比乌纳地区买了地皮种植葡萄酿酒。然而最后却始终无法证实他就是起源，同时艾诺从一开始就有感觉，真实的故事也许更为复杂。对于始祖突变的来源，他有另一个假想，他觉得一样的有道理，因此他花费了将近两年的时间来调查另一种可能性，大多数时候，只要时间允许，阿卡兹都跟他在一起工作。他们已经明白的是，这种突变局限在巴西南部地区高发，其分布轨迹已经把这两位带到了沿古商路分布的市镇与聚居地中去，这些地点分布在巴西里约热内卢州的圣保罗城与阿雷格里港之间，相距 860 公里（530 英里）远。

艾诺解释说，第 337 密码子是基因中一个易发生突变损伤的位点，而为了研究可能的致癌物，他和阿卡兹前往了一个严酷的工业城市，那里有不卫生的矿物垃圾，在那里的人们就暴露于从其中渗漏出来的重金属、硫及其他化学物的污染之中。但他们在那里没有发现什么特别有意思的。他们又去拜访了一座滨海城市，过去几个世纪中，那里曾是欧洲移民进入这个国家最多的地点，也经常有来自世界各地的水手在这里上岸，然而，再次，他们的业余侦探行动没有得到任何结果。

他们的第三个想法把他们带到了阿拉兰瓜（Araranguá），在阿雷格里港以北 210 公里（130 英里），18 世纪早期，葡萄牙人就在这里定居了。他们在市政厅花了数个钟头，仔细阅读了陈旧档案，在这里，他们感觉到或许就要找到重要结果了。记录显示，特罗佩罗人使用的道路起于拉古纳（Laguna）——另外一座在北边的小城市，距此大约 100 公里（60 英里）远。最初，葡萄牙国王约翰五世为了巩固其王权，他下令修建了这两座位于海岸与中央高地之间的城池，作为他获取内陆土地的策略中的一部分。当时，这一地区被当地土著占据着，偶尔会遭遇西班牙军队的骚扰，这些军队来自南边的里约拉普拉塔（Río de la Plata）——今天已经是阿根廷和乌拉圭的领地。在更北边，有富裕的金矿正处于开采之中，这一事实强烈地刺激了国王要控制这片土地的欲望，而且他占领这片无主之地还有一个目的，就是利用它来阻止西班牙人从南边入侵，使他们无法掠夺矿藏。因此，拉古纳人被征召了，一条道路修建了起来，方便向悬崖那边尽快地运送士兵及殖民者。

档案诉说的故事与美国征服西部的故事非常相似，在这些故纸堆中，他们清扫了所遇到的土著人，并在土地上开拓出道路，沿途建立了村庄，形成了自己的群落。开拓道路的团队中，有一个人数较少的，由葡萄牙白人形成的官僚机构，控制着一大群奴隶。艾诺认为，沿阿拉兰瓜路一线，白人看上去似乎形成了主要的政治力量，他们通过内部通婚，保持了他们的社会精英地位。

"这意味着，在大约 15 年间，一群原本就来自于同一城市的少数人，成为了这片区域的白人种子。我认为，他们其中一个就携带有这种突变，通过内部通婚，在早期，它的发生率就在这个群落中达到了一个高位。这段非常特别的历史与人口环境可以解释，尽管这个突变有负面作用，它仍牢固地在人群中形成了。"

在 18 世纪中期，道路从圣保罗内陆地区的索罗卡巴（Sorocaba）延伸到了阿雷格里港，并且很快就成为了一条繁忙的商路。交易着从南面索罗卡巴带来的牛，以及从北面返程时满载于骡子背上的各式各样的货物。对特罗佩罗人来说，这是一趟历时半年的往返旅程，他们在中途会停歇多次，很可能会沿途风流——对于播散基因突变来说，这些构成了非常完美的条件。

再次，这个理论无法得到证实，比如说，要进一步解释巴西高发突变率的可能性，帕特里夏·普罗拉对任何一种解释都很审慎：她认为，他们还有很多问题未能回答。而艾诺依旧非常着迷。当道路抵达了悬崖，它向北的支路延伸到了圣保罗和里约热内卢，向南甚至直抵阿雷格里港的小型殖民地。弗朗西斯科·德·布里托·佩肖托（Francisco de Brito Peixoto），作为南方开进团队的领袖，在历史书中以著名的形象出现，他第一个探索了南里奥格兰德州（Rio Grande do Sul），今天巴西最南面的州，他和他父亲建立起了拉古纳这一滨海城市。他死于 1735 年，据说被埋葬在拉古纳一座小教堂的圣坛之下。艾诺梦想，有一天他可以得到许可去掘坟，取出他的骨头，验证他的 DNA，看看有没有可能就是他，是第一个 p53 第 337 密码子突变的携带者。

那些过早就致人死亡的突变，通常会在数代之内就消失掉，因为它阻挡了生育，因此也阻断了将这个缺陷基因传递下去的过程。而巴西式的李弗劳明综合征则持续性地存在并比典型的李弗劳明综合征传播更为广泛，其中一个具有讽刺意味的原因就是第 337 密码子突变在某种意义上来说"弱"了些。这个突变的携带者一生中发生肿瘤的风险大约是 60%，且倾向于在年纪较大时患病。因此，大约二分之一的巴西式突变携带者可以活到至少 30 岁，却不罹患癌症，然而与此数字相比，典型李弗劳明综合征突变的携带者只有四分之一能活到那个年纪且尚不患癌。肿瘤类型分布在这二者之间也在一定程度上有所不同，在巴西病人中，白血病与肉瘤较为少见，但肾上腺皮质癌及一种名叫脉络丛癌的中枢神经系统肿瘤在幼儿中更为常见。

自然选择的压力在清除第 337 密码子突变的过程中失效了，而其线索可能包含在两个值得关注的观察结果之中，正如这两个观察所被寄予的期望那样。一个结果是，巴西的携带者如果不患癌，很有可能会健康地活到一个相当大的年纪，也许是健健康康地活到 90 岁之后，这提示，携带这个突变有一些反向平衡的益处。另一个就是，第 337 密码子突变的携带者不会罹患与病毒相关的癌症，如宫颈癌或乙肝病毒相关的肝癌。也许这个突变保护了携带者免受病毒感染，或者某种曾在早期葡萄牙殖民者中流行的其他疾病使他们获得了生存优势，艾诺如是认为。此时，这些只是如天马行空一般的猜测，但与突变来源的理论不同，这个猜测至少可以在实验室进行检测。

如果巴拉那新生儿筛检项目及阿雷格里港妇女乳腺检查服务中发现的第 337 密码子突变的发生率具有代表性，那么巴西南部数十万人是带着突变型 p53 存活的，他们具有发生多种癌症的高风险。极少数人可以就近咨询 A. C. 卡马戈医院和阿雷格里港医院的遗传学专家，并享受医疗服务。然而，对其中一些携带者来说，规律地检查使他们心理上放松，并让他们可以过上正常人的生活。而另外一些人却无法摆脱癌症的阴影。

阿卡兹与她的同事在餐桌旁举行的第一次会议中，费尔南达（Fernanada）（为了其家庭不被暴露，此为化名）也参加了，她是伊比乌纳家族中的一名年轻女性。我在前往那个小镇时，亲自见到了她，圣保罗城扩张的触角到这变得有些犹豫不决，似乎力气快耗尽了。费尔南达有着金色头发，小麦肤色，还有运动员般的身材，漂亮可爱的她盘起长长的双腿，坐在长靠背椅上，向我讲述着她得知检测结果为阳性，她是一名突变型 p53 携带者这一消息时受到了多么大的打击，以及她对每半年去一次 A. C. 卡马戈医院进行筛查的旅程又有多恐惧。穿过医院明亮又拥挤的肿瘤门诊，来到玛丽亚·伊沙贝尔的咨询室，沿途还有许多病得极重的病人，她说这些都令她极度不安。她认为那是将要降临到她和她所爱的人身上的命运，同时她母亲与疾病的漫长抗争及频繁就医的记忆，淹没了她的脑海。

抑癌基因

在阿雷格里港，一个男人于数周内，眼睁睁地看着她的妻子和 11 岁的女儿相继死于癌症，他还要挣扎着去承受另一个事实，他的小儿子也是一个缺陷基因的携带者。他的小姨子玛格丽特（Margarete）告诉我们说，他恍如感到了天塌地陷一般，生命中再没有什么是可靠的。玛格丽特是一位丰满迷人的女人，30 岁年纪，有大大的黑眼睛，闪亮的黑发，手指上戴着大大的银戒指，在帕特里夏·普罗拉接诊病人及家属的诊室的隔壁一个小房间内，她同意了见我。她已经接过了带孩子去检查的活计，因为这位父亲对孩子疾病的恐惧已经压垮了他。

玛格丽特的脸皱在了一起，泪眼盈眶，她解释说，自从几个月前她侄女死于脑瘤后，这是她第一次到这所医院。在小女孩的最后 20 天生命中，她只能陪她坐着，握着她的手，看医生尝试着去控制疼痛。在保护侄子不患癌症上，玛格丽特可以做点事，她觉得很欣慰，但她自己还没有接受突变基因的检测。她耸了耸肩，看向了远处。不知道自己的状态，她反而更高兴。"该咋咋的。"她说，现实中她更像她的父亲，而与她母亲作为突变基因携带者不同，她父亲没有携带突变基因，她从中获得了毫无理性的安慰。

突变 p53 引发了公共卫生危机，在巴西当局作出针对这一问题的处理决定之前，那些活在缺陷基因家族中的人们，除了听天由命与心存侥幸外，他们没有其他有现实意义的选择。同时，对于 p53 研究中长久以来存在的争议，李弗劳明综合征提供了一种解释，可能可以帮助解决这些争议——p53 是否确实表现得如同一个原癌基因，在特定的情况下驱动着肿瘤的形成过程，而不仅是简单地破坏其野生型等位的功能。

你说你想要知道所有的事实——好吧，显然，你所知道的事实，其中的一部分是错误的，所以，你要是把它们当真了，你也就无法发现真实的情况了。你可能要说，如果你心心念念想的都是某些想法，并花了很长时间去思考它们，也许你会被发掘出一种能力，能经常认出它们是错误的。

——詹姆士·沃森（James Watson）

第18章　杰基尔与海德①

这里我们会听说，研究者是如何完整地认识到，一些突变型的p53的确表现得像原癌基因，主动驱动有问题的细胞癌变，而不是简单地丧失其作为肿瘤抑制基因的能力。

在p53被发现10年后，当正常p53被鉴定为一个肿瘤抑制基因而不是一个原癌基因（或称为肿瘤"驱动剂"）时，对这一曾不经意地被研究了很长时间的突变体，许多人失去了兴趣。取而代之的是，他们把所有的精力集中在了野生型蛋白质上，这是一个具有更为激动人心的前景的蛋白质。在这样做的过程中，他们选择了忽视他们曾经在突变体上观察到的结果。只有很少人发声认为应该等一下，突变体可能确实在驱动肿瘤中起到

①杰基尔与海德（Jekyll and Hyde），斯蒂芬森作品，意指善恶双重人格。

163

了什么作用。"这些突变的 p53 克隆误导了这一领域，使得我们得出错误的结论，大家的态度只是对这个事实所产生的某种反应。"摩西·奥伦如此评价，"它们是我们历史上的一个疮疤，而许多人只是想忘掉他们。"

这些人中不包括瓦尔达·罗特。你应该记得我们在第 7 章中见过她，在进化的发现中，她与 p53 被辨识为一个肿瘤抑制基因相关。在 1979—1980 年，她在阿伯尔森肿瘤病毒所进行的实验中，制造出了根本无 p53 蛋白质的恶性血细胞——与她的同事完全不同的结果，而她的同事们在肿瘤细胞中发现了浓度过高的 p53 蛋白质。罗特发现，这个病毒通过把自己遗传物质的一小部分插入 p53 基因中，使这个基因失效，进而就无法产生任何蛋白质。

对于丢失 p53 后，会在这些恶性血细胞中产生什么效果，她很好奇，所以她把这些细胞注射进了实验小鼠体内，然后她发现，一旦这些细胞回归体内，很快就造成了小肿瘤发生。下一步，她用非凡的技术，把相同的恶性血细胞中残缺的 p53 进行了替换，换上了一个有功能的突变型 p53 基因——这个基因是一个突变体，但可以产生蛋白质。然后她把这些工程细胞注射进了她的小鼠体内，而这一次她发现，它们产生了极具侵袭性的肿瘤，最终足以致命。1984 年，她把她的发现发表于《细胞》（Cell）杂志。

五年后，正常 p53 被揭示出真实面目，它是一个肿瘤抑制基因，而非肿瘤驱动子，这个戏剧性的转变抓住了她的想象力，她不会把那个突变体的侵袭性表现当作无关紧要的东西而无视它。罗特没有随大流，也没有转换她的研究焦点，而是以领袖的姿态引导了"功能获得性"突变学说，通常这一学说被简写为 GOF（记得第 7 章的类比吧？就是那个关于油门被卡住或者刹车失效的类比。GOF 就是那个被卡住的油门）。"让我确信的就是这个。"罗特一边说，一边翻找着她电脑里的图片给我看，向我展示一组肿瘤组织切片的示例图，其中 p53 蛋白质被显示为大红色。很显然，这些细胞都被这些 p53 填满了。"对人体取出的肿瘤进行 p53 染色，几乎任何一种肿瘤，你都可以得到这样的结果……你见过别的像这样为蛋白质所包裹的吗？"她问得很文艺范儿，"我觉得它既然存在，就一定是合理的。"

就是那个想法，推动了她用小鼠和工程恶性血液细胞进行研究——她必须去求证她的假设是正确的，在肿瘤细胞中，突变 p53 产生的大量蛋白质在某个方面发挥着作用。她解释说，这一点使得 p53 在肿瘤抑制基因之中与众不同，几乎所有其他的肿瘤抑制基因，在突变后就如同被敲除了一样。"不同于其他肿瘤抑制基因，p53 就像有精神分裂症一样。你能看到具有非常重要功能的野生型：基因组卫兵，监管着 DNA 修复，照看着基因组保真度，关心着每一样东西。但这个基因一旦突变，它就变成了一个怪物。"在罗特办公室墙上的一框画中，她的孙女尝试着描绘了一个恶魔与天使，描绘的就是 p53 的这种特性。

在怀疑论者的圈子中，有一个人也保留着对突变体的好奇心，那就是罗特在魏兹曼研究所的同事摩西·奥伦。他在实验室的培养皿中研究它们的活性时，偶然发现了温度敏感型突变体，当时他的一个培养箱的温度自动调节器出了问题。你应该记得，这一故障使得 p53 能够触发凋亡或细胞自杀这一现象得以发现。但它也为另一项同等重要的发现做出了贡献，那就是 p53 的本质——正常的、野生型的蛋白质可改变其形状，因此，在特定的条件下，其在细胞内的行为由抑制生长转变为促进生长。尽管现在认为，蛋白质控制其他许多蛋白质是一种常见的性质，在 p53 中发现这一点的时候，单个蛋白质的可塑性及其行为还是不为所知的，我们可以预见，在远超过癌症生物学领域的更多未知秘密中，它提供了线索。

基抑因癌 一个变形性极佳的蛋白质

乔·米尔纳（Jo Milner）被认为是发现 p53 具有变形能力的人，她也建立起了现在为人所知的 p53 "构象假说"。奥伦描述米尔纳为一个"非常聪明且有创意的"科学家，她迷上生物学的时间可以追溯到她的孩提时代，那时她生活在布里德灵顿（Bridlington），一座位于英格兰东北海岸的海滨小镇，那里留下了她的快乐时光，漫步在海滩上，在石头缝里摸鱼，把海星装在衣袋里带回家。第二次世界大战后，她的母亲独自把她抚养长大，并培养了她和她的同胞兄弟姊妹的好奇心，还有自由的灵魂。她还记得，那时的日子并不好过，"但从未感觉到过艰辛。我们在小小的房子里长大，那里挤满了朋友们，他们都把我妈妈当作他们的亲妈一样"。

抑癌基因

"在我无法忘记的那些事中有一件就是，我从早班列车的窗户望出去，视线所及，穿过旷野，看到在一座大大的房子顶上，有人挥舞着一块白布：火车带我去伦敦的一所大学面试；那所大房子是我母亲当管家的地方；那块白布是她深情的告别与祝福。"

在伦敦获得动物学学位后，米尔纳在剑桥大学攻读了博士学位。从那里出发，她因工作原因去过哈佛，又回到英格兰在剑桥大学待了 20 年，并最终去了英国约克大学，她刚刚成为了那里的生物系 p53 研究室主任。我踏上了南下的列车，到她在苏格兰的家去拜访她，那时她在忙着打包她的实验室，因为她已经临退休了，但作为科学家，她依然具有旺盛的好奇心，她将继续追随这份好奇心，却不再承担作为一个小组领导的压力。在约克郡郊外农田的掩映下，在一个古老村庄中，那里有她的一幢优雅的石头房子，我们坐在房子的日光屋里，屋内精心考究地垂吊着一盆观赏用酸橙树，散发着芬芳，此时，她谈论着她发现 p53 非凡变形能力的步骤——一个科学家生涯中虽然稀有，却能令人兴奋到战栗的因发现而欢呼的时刻。

让米尔纳对生物学产生广泛兴趣的一个问题就是，在正常生理过程中，组织生长或进行自我修复时，细胞是如何从一个静息的，或者说休眠的状态切换到分裂状态的。她在正常白细胞中进行这个问题的研究，在实验室里，白细胞在营养丰富的培养基中安适地保持在静息状态，直到有刺激因素使其进入分裂周期。在她的实验中，她采用了抗生素作为生化"工具"。其中一类抗生素，是一种从毒鹅菇中获得的毒物，通过抑制必须蛋白质合成并切断细胞内代谢来发挥作用，从而迫使细胞停止其功能或死亡。

然而，米尔纳发现，如果她将培养的细胞短暂暴露于这个毒物，其效应是可逆的。她研究出了一种方法，使得她可以让细胞在即将发生分裂的时候给它们刹住车，然后通过移除这种毒物来释放刹车，让细胞可以继续完成其周期。采用这种方法，她清楚地发现，在她的细胞中有一个基因出现了短暂的表达，生成了一种蛋白质，它刺激了细胞从静息状态进入分裂，而在细胞进入分裂状态之前，这种蛋白质就降解并消失了。"显然，下一个问题就是，那会是哪个基因和哪个蛋白质参与了进来。"她解释着这个发现。

当时 p53 才被发现，通过阅读莱恩与莱文的论文，米尔纳认为其很有意思，只是抱着试一试的态度，她检测了这个基因。她想办法得到了两种不同的抗体，当细胞内出现 p53 时，这两种抗体可以对其进行识别并完成标记。通过应用这些抗体，她发现 p53 确实表达了，一种抗体在静息态的细胞中识别出了 p53，而另一种则在细胞开始分裂时识别到了它。没有一个抗体在细胞的两种状态下均能发现这种蛋白质。看起来，对于基因层面的切换来说，p53 是一个理想的候选对象。但为什么在细胞周期的每一个阶段中，这个蛋白质有所区别——有很大的区别，以至于一些特异性的 p53 抗体无法识别它呢？米尔纳说："我能想到的唯一一件事就是，有一个蛋白质在改变其构象（或结构）。因此在一种构象中，你能得到某个暴露的表位（分子表面被抗体附着的部分），而另一个表位就被隐藏起来了。"她捏起了拳头，来演示折叠后的蛋白质将表位暴露给抗体。"而之后当你刺激它时，其构象发生了变化，其他表位就因此暴露出来了。"她稍稍展开了她的拳头，演示蛋白质自身发生重折叠时展示的另一表面。

这是一个革命性的想法，而她的结果提出了这样一个问题，即此过程中，是一个蛋白质在改变形状，还是有两个由同一基因生成的，稍有不同的蛋白质变体，来拨动细胞的状态切换开关。在这个场景中，摩西·奥伦的温度敏感型突变体又回来了。当米尔纳与她的团队质问他们自己，分裂细胞中振动开关的 p53 蛋白质，其本质是什么时，她和她实验室的技术员去参加了一次 p53 的学术会议，在那里他们听到了奥伦讲述他的意外发现，这让米尔纳的脑中灵光一现。"我想：太棒了！我们可以利用他的突变体，来检查我们关于构象的想法是否正确。"她回忆着。

她的想法是，在不同温度下，通过观察 p53 突变体生成的少量蛋白质如何将其自身进行折叠，来看这是否就是支配 p53 在生长抑制子和生长促进子之间来回转化的改变。当她向奥伦建议做这样的一个实验时，后者怀疑这一实验是否有效，因为其中涉及的技术包含了在冰上进行一段时间的孵育，他怕这会使突变体的温度敏感性紊乱。他没考虑过蛋白质的构象问题，不过对于他的突变体，他的脑子里有其他的研究方案。

然而，米尔纳仍然相信这个试验值得尝试，一回到剑桥，她就和她的技术员一起推进此项试验。"它很漂亮！"回忆中的她露出了会心的微笑，"那真的是一个最精彩的部分，因为长久以来，我们一直在尝试去寻找构象研究的着手点，同时试验多种条件来看我们能否引发改变。当我们有了突变体后，它把这项工作完美地完成了。那是生命中的一个特别时刻……"它最大的意义在于揭示了 p53 可以改变其行为——在促进与抑制生长之间来回变换——不需要突变。两种角色，看上去都是这个蛋白质的正常功能，而这里发现的形态可变性就是其功能实现的基础。对于在正常和疾病两种状态中，p53 如何在细胞内实现多样的、精细的及中心地位的功能，其变形性也提供了一个解释。"其结果是，变形这一概念远远不止发生在 p53 上，"奥伦说，"但我认为，p53 成为了二元性功能的范例。"

抑癌 基因 "显性抑制"效应

发现 p53 的性状改变这一固有本质，为我们打开了一扇大门，让我们知道，如何通过各种各样的试验来帮助我们更详细地理解这个基因的活性。米尔纳下一步是去研究一个被称作"显性抑制"效应的现象，即在一个细胞内，如果同一个基因同时存在一个野生型和一个突变型拷贝，二者都有表达的情况下，突变型的基因会显现出其表型。这一点从未在肿瘤抑制基因上观察到过：到那时为止，所有已经发现的肿瘤抑制基因都遵从克鲁森模型，在此模型中，细胞仍保留的那一个野生型等位会行使其正常功能，直到那一个等位因某些事件而被敲除。换句话说，野生型比突变型具有更高的外显性。

然而，许多对功能获得性假说——突变 p53 生成一种具有新的异常功能的蛋白质——保持怀疑的人认为这很可能是因为有人观察到了 p53 的显性抑制效应，并将其误认为是功能获得性突变。毕竟，人们开始习惯于这个肿瘤抑制因子总是打破常规。但如果真实情况就是如此，它就不会是人们看到的功能获得性突变，而是非常规通路的功能缺失——而这一途径正是野生型 p53 受到刹车失灵的突变体压制后而实现的。

然而，没有人知道这是如何发生的，而米尔纳接下来的试验目标就是试着去理解，在同一细胞中运转的不同 p53 变体间的关系。它们是作为独立的因子，抑或结合在一起形成一个合作单元？为了把事情弄清，她在试管中使用了鼠和人的混合 p53，因为这两个分子大小稍有差异的蛋白质可以在她的实验中被轻松地追踪观察。如同两块颜色不同但形状相似的乐高积木，如果它们存在结合在一起的情况，你就可以看到它们是如何实现的，反正不是去面对一滴无形的液体。

米尔纳早就知道，p53 蛋白质分子可以两个或者四个聚集在一起，以形成一个合作单元。现在她证明，这个组件的形成仅限于相同构象的蛋白质之内。因此她发现，在试管中，将已经成形的蛋白质混合在一起，可以出现抑制子 - 抑制子复合物，或促进子 - 促进子复合物，但不会出现抑制子 - 促进子复合物。显然，p53 基础成分间的亲和力由其性状决定。

然而，在实际的生命体内，野生型和突变型蛋白质共表达时才会出现显性抑制效应——这就是说，在同一个细胞中，具有由同一基因的两个不同等位或拷贝共同生产出来的蛋白质。所以，米尔纳和她的同事在实验室里模拟了这一事件，在同一个混合物中，同时并列地共表达了抑制子（野生型）和促进子（突变型）形式的 p53。这是一个严峻的考验，而其结果是引人瞩目的：不但共表达的两种蛋白质形成了复合物，而且只有特异性识别促进子（突变体）形式的抗体，才能识别新生成的复合物。人们所猜测的显性抑制效应是真的有可能的，而此时，也有一个新的机制——一个清晰的证据去解释它，即在蛋白质复合体中，一个错误折叠的 p53 蛋白质能以多米诺骨牌那样连续的方式，迫使其他的蛋白质改变形状。

在实验室的人为条件中，米尔纳的研究证明了这一原则；但没有人知道这是否是实际生命体内发生的情况。不过在 1991 年，她的发现发表在《细胞》杂志上后，很快就吸引到了斯坦利·普鲁希纳（Stanley Prusiner）的注意，他是一位有着同样十足创意头脑的科学家，不过工作在另一个相去甚远的领域——也就是所谓的"海绵状脑病"，包括疯牛病及其在人类中的变种，皮质 - 纹状体 - 脊髓变性病，或称为 CJD，又称绵羊瘙痒病。对于这些疾病出现的可能性，他的想法曾被大家普遍地鄙视为异端邪说，而他就是在寻找米尔纳所描述的这样一种机制，来印证他的想法。

1972 年时，普鲁希纳在加州大学旧金山分校担任神经病科医师的工作，他在病房接诊了一位患绵羊瘙痒病（CJD）的女性病人，这种疾病会杀死大脑中的神经细胞，并留下空洞，形成海绵样的特征纹理。他的病人在进行性地失去记忆及日常行为能力，而普鲁希纳所接受的信息中，她是因一种"慢病毒"的感染而步向死亡。然而，经过数年的研究，没有人可以说清楚这个慢病毒，之所以这样称呼它，是因为在媒介暴露与症状出现之间有一个长长的潜伏期。

"这一假想中的'慢病毒'病原体具有令人惊异的特性，它使我着迷了，所以我开始认为，阐明这一难以捉摸的物质的分子结构，也许会是一个极好的研究项目。"一些年后，普鲁希纳在一本自传的草稿中这样写道。而他的努力让他逐渐说服自己，他在研究的不是一个病毒，也不是别的任何一种已知的感染原，像细菌或真菌之类的，他在研究的是一个错误折叠的蛋白质——同时他把他新发现的病原体命名为"朊病毒"。然而，一个没有 DNA 存在的物质是无法携带那些与复制相关的说明与指令的，又如何能够传播疾病呢？这简直就是一种异端邪说，所以在 1982 年，普鲁希纳发表他的朊病毒理论后，引发了一场烈火。"病毒学家们普遍都不相信，同时，绵羊瘙痒病或者说 CJD 领域的研究者们也被激怒了。"他写道，"朊病毒，这一来源于'蛋白质'和'感染'这两个单词构成的单词，对于从推测中的'绵羊瘙痒病毒'中寻找核酸这一论调，提出了正式挑战。如果这一病毒的核酸被发现了，那么朊病毒这个词就该消失了！"

当然，DNA 一直没有被发现，而随着支持他的感染理论的新的证据的增多，他在批评者中受到的恶意人身攻击也逐渐平息了下来。但对于这一错误的蛋白质是如何破坏我们大脑里都存在的正常蛋白质的，普鲁希纳仍然需要一个解释。"'我们的论文'就是第一个证据，证实了这样一件事是可能发生的。"米尔纳评价道，"普鲁希纳当时在德国拜访一位同事，他联系了我，安排了一次会面。在我剑桥的办公室里，我们面谈了三个小时，然后我把他送回了火车站。思想上的交流太激动人心了——确实有趣！"六年后，1997 年，普鲁希纳因他的朊病毒假说获得了诺贝尔医学奖，尽管目前这一理论仍有批评者，但作为这一致死性的海绵样变脑病的解释，已被大家广为接受。

基抑因癌　特立独行

不是所有的 p53 突变都会产生与这种所谓"构象性"（或称为"结构性"）突变体表现相似的现象。"接触性"突变体可以生成一种无法结合到 DNA 上的蛋白质，也就无法打开其他基因了，它们是人类肿瘤中所发现的最常见突变类型，在这些突变中，野生型蛋白取得了胜利，它们抑制突变体，直到生命中某天，这个基因的完好拷贝终于丢失掉。随着 p53 中不常见的易变性变得明显起来，在"功能缺失性"与"功能获得性"之间的争论变得空前激烈起来，20 世纪 90 年代末期至 21 世纪初，许多研究团队建立了转基因小鼠，试着来解决这一问题，并找到实际生命体中所发生的情况。

在第 13 章中，我们在休斯顿 MD 安德森见到的采用小鼠模型做研究的吉列米娜（"吉吉"）·洛扎诺 [Guillermina（"Gigi"）Lozano] 就领导了这样一个小组。洛扎诺的家人为了更美好的生活，从墨西哥移民到了美国，而吉吉是他们家中第一个大学生。1986 年，她在新泽西的罗格斯大学获得了生物化学博士学位，但在做博士后工作时，她受到了阿尼·莱文率先在小鼠肿瘤模型中所开展的工作的吸引，选择了加入他在普林斯顿的分子生物学实验室。"当我意识到，人类可以操纵小鼠的基因组，来模拟我们在人类癌症中所找到的肿瘤类型时，我就深深地被迷住了。对我来说，没有回头路。"2013 年，我在多伦多的一场突变 p53 会议上见到她时，她笑着告诉我。

在莱文处受到训练后，洛扎诺在 MD 安德森找到了一份与分子遗传相关的工作，她现在在那里已经成为了教授，并担任了癌症遗传科的主任。她的大多数研究都涉及小鼠模型，在 20 世纪初，她着手于建立一种模拟人类李弗劳明综合征的小鼠模型，这种模型的 p53 基因有一个野生型等位，而另一个等位上有一个"点"突变，意味着其密码中只有一个字母发生了改变。对于建立基因敲除小鼠，人们已经很擅长了，可以从 DNA 中"删除"整个基因或两个等位中的其中一个，然而基因敲入小鼠——就是有一个"点"突变的那种——是一个非常棘手的任务，需要时间、技巧与耐心。洛扎诺和她的小组选择了人类肿瘤中导致第 175 号精氨酸突变成为组氨酸的基因突变，"因为它是人类所能拥有的最糟糕的突变。"她解释说，"而当人们第一次制造某种小鼠时，大家不想用那种弱小的突变。"

波士顿麻省理工学院的泰勒·杰克斯因在 1992 年首先建立了两种 p53 敲除小鼠中的一种而闻名，他也同时在做着相同的事。当时，他的实验室在建立两种模拟李弗劳明综合征的小鼠模型——一种就具有与洛扎诺的小鼠相同的点突变，即人类的第 175 号精氨酸向组氨酸的突变。2004 年 12 月，这两个小组在同一期的《细胞》杂志上发表了他们的发现。与其他的测试 p53 突变体活性的模型不同，他们的小鼠模型中的基因，是通过响应细胞周围的信号而自然激活的。其他大多数模型中，这个基因是由研究人员人为激活的——这就是主要症结所在。质疑者认为，所有得出功能性获得的研究中，这个基因被研究者过度激活了，导致其蛋白质的过度表达。他们认为，研究者的人为处理与细胞中的精密部件被扰乱具有很强的关联，他们不相信，在实际生命体中这种蛋白质会表达得如此集中——因此功能获得性突变也就站不住脚。

然而，洛扎诺和杰克斯的小鼠都显示，这一突变的蛋白质确实会在实际生命体中集中表达。他们也提供了这样一个令人兴奋的证据，那就是功能获得性突变——至少可以由一些 p53 突变引起——是一个真实的现象，而不是因人为压力推动产生的。这两个小组在试验中使用了不同的小鼠种系，这意味着这一突变基因在多种背景的情况下都是有效的，因此使得他们的发现更为确凿。作为实验组的对照，两个小组都采用了具有一个野生型 p53 等位，而另一等位完全缺失的小鼠模型。这些对照组小鼠也对癌症易感，但与他们的"LFS－样小鼠"相比时，一旦有任何效应出现，研究人员就能观察到，此种突变引起的肿瘤类型图谱是完全不同的。

那么他们发现了什么？如我们所想的那样，在活体生物中，不同的小鼠有不同的命运。有突变 p53 等位的小鼠（LFS－样小鼠）和那些缺失一个等位的小鼠（对照组），它们都患上了肿瘤。杰克斯的 p53 突变小鼠患上的肿瘤类型谱与对照组中观察到的是不同的。另一方面，在洛扎诺的 175 精氨酸向组氨酸突变小鼠中，其患的肿瘤与对照组所患是类似的，但突变组的肿瘤更具侵袭性：它们迅速地扩散到了小鼠的淋巴结、肺、肝与脑，而对照组所患的肿瘤则不发生转移。

"对于我来说，这是一个最有说服力的试验，"洛扎诺评价说，"当你比较这两种小鼠，其中一种有产生转移性肿瘤的倾向，而另外一种却没有，你该如何反驳功能获得性突变？我想表达的意思是，你无法反驳！"最终，在p53共同体中的大多数人——包括那些对功能获得性突变持质疑态度的顽固分子——中赢得了这场争论的是，洛扎诺和杰克斯的小鼠都患上了某些新的肿瘤，在p53被敲除缺失的小鼠中，这些肿瘤是从未发现过的。这只能表明一件事：相较于使野生型等位失去作用，并使其丧失其保护性功能而言，这种突变的效应更多——显然，它有着自己的行事方式。

结合其他的小鼠模型，这些小鼠模型终于使得研究者们可以逐渐描绘出一幅蓝图，阐述突变体是如何工作的，以及它们如何与野生型p53交互作用。看上去，背景非常重要，这些突变体不但在作用上彼此各不相同，它们在不同的细胞、组织或器官类型间，以及不同种系的小鼠间（大概也可推测其在不同人种间）的行为方式也有差别。时间也很关键：在一些癌症中，p53突变是一个早期事件。在其他一些癌症中，p53突变出现时，肿瘤早已开始进展了，而且（比如在结肠癌的情况中）可能是良性生长与恶性转变之间的转折标志。

对于它们的作用机制来说，p53突变体看上去会在某些时候与别的原癌基因比如Ras合作，驱动肿瘤的生长。有些时候它们则通过与细胞内的另一种蛋白质交互作用，来达到相同的目的——尤其是与p53的两个近亲中的某一个，即p63或者p73交互作用，后两个蛋白质作为肿瘤抑制基因有一些共同的特征，且可以被突变体所抑制。一些突变体可像野生型p53一样，激活并调控别的基因的活性。然而，它是以扭曲了正常的行为方式进行的：突变型p53激活的基因，与其野生型肿瘤抑制基因所激活的基因是不相同的，甚至可能具有相反的效应。许多突变子具有的一个显著特征就是，它们使细胞对自毁信号具有极强的耐受性。这不仅仅使得肿瘤的生长得到了加强，也使得它们非常难以治疗，因为大多数抗癌疗法都被设计为触发凋亡应答。

吉吉·洛扎诺和她的小组意外发现，如同曾经设想过的那样，过度表

抑癌基因

达突变型 p53 蛋白质并不是突变的基因所固有的特质。这种蛋白质的集中化仅仅在肿瘤细胞中出现，在肿瘤周围及远处的正常细胞中，这种蛋白质几乎处于不可检出的水平。这意味着，像野生型蛋白质一样，在正常的生理过程中，这个突变体也在常规地生成并降解，直到某些情况出现时，将其从这个循环中解放出来。尽管理论是很丰富了，但迄今仍没有人知道这种情况的原因，以及它是如何发生的——只知道要成为一个生长促进性物质，这一突变蛋白质必须要被过度表达。

 事实澄清

　　瓦尔达·罗特始终坚持突变 p53 具有重要作用，随着这一说法得到实证澄清，大家的注意力也朝着这一方向回来了，大量的精力也投入到了对其生物学意义的理解中来。2012 年，卡罗尔·普里维斯与威廉·弗里德 - 帕斯特（William Freed – Pastor）给冷泉港实验室出版社所写的综述中说道："仅过去五年，就发现了 p53 突变体积极地参与了肿瘤的增生、存活、无限复制、体细胞重编程（比如将已分化的体细胞回转为干细胞）、基因组不稳定性、炎症、组织结构破坏、局部迁移、侵袭、血管生成（肿瘤血液供应的产生）及远处转移。"他们总结说，这确定了突变 p53 在恶性肿瘤中的中心地位，它的影响涉及了几乎所有的"癌症特征"——即 2000 年由鲍勃·温伯格与道格·哈拉罕（Doug Hanahan）总结所有癌症后所列出的 10 项特征。

　　上述情况也使得这一异常蛋白质不约而同地成为了科学家们与大型医药公司寻找新治疗方法的首选目标，找到更有效的治疗癌症病人的方法，同时又不对身体正常的、快速分裂的细胞造成同等的毁灭性伤害。

研究的最佳境界就是找到某些关于这个世界的答案，而关于这些答案的问题在之前却从未被提及。

——约翰·马多克斯（John Maddox）

第 19 章　癌症与衰老：平衡行为？

这里我们将明白，衰老是我们为避免患癌所付出的代价：皱纹、松弛的组织以及脆弱的骨头，就是干细胞，这是修复身体原材料发生了细胞老化，及因凋亡逐渐耗竭的结果。

作为一个小鼠试验专家，休斯顿贝勒医学院的拉里·邓霍华（Larry Donehower）惯常于震惊世人。1992 年，与他的同事阿兰·布拉德利（Allan Bradley）紧密地合作，他成为了第一个 p53 敲除小鼠的创建者。采用当时刚由卡佩基、埃文斯及史密瑟斯所开发的一项技术，他得以从小鼠的胚胎干细胞中删去这个基因，然后再成功地把这个发育中的胚胎植入雌性小鼠的子宫内进行妊娠。那一年，当他出现在一次 p53 会议上，展示了他的发现，人们的激动显而易见，大多数人对于他要说什么也已经心里有数了。毕竟前不久才揭示出，这个基因在正常情况下是一个肿瘤抑制基因，而非原癌基因。从生命诞生以来，在几乎所有多细胞生物中都可以发现它的存在，且进化保守，形式与功能恒定。同时它刚刚被封为"基因组卫兵"。理所当然地，邓霍华的小鼠会告诉大家，没有它，生命是无法维

175

持的吧？

但这不是他到这里来所要说的。他的基因工程动物们挺好。它们不但在没有这一卫士的保护下经历了爆发性生长、细胞分裂与分化直至从一个胚胎变成婴儿的阶段，它们也没有躯体畸形或癌症发生的迹象，邓霍华的听众们都被惊呆了。

为了完成这本书，我采访了大卫·莱恩。当时是在利物浦一场大会的分会场，他还清楚地记得当时那个情景。"作为一个共同体，我们当时沉浸在一种大获全胜的心情里。'如今 p53 就是世界上最重要最残暴的蛋白质了，现在大家都满意了吧！'你知道这种心情吧？'谁在告诉我们说咱们浪费了十年的光阴？'这种感觉很好很激动。"他笑着回忆，"当时我们在美国举行这次大型的 p53 研讨会，参会的不是只有 20 个人，而是 200 个。有很多阳性结果的数据……许多人都发现了突变，每件事都很有说服力。然后拉里站起来说：'我已经做出了一个基因敲除小鼠，这个小鼠有一些有趣的事……首先，它是完全可以存活的。没有我可发现的缺陷——而且肯定地，它还没有患上任何癌症！'"莱恩靠在了椅子上，做了一个怀疑的大笑。"当然，我想大概是这次会议的两个月后，拉里开始观察到所有动物体内都出现了大量生长的肿瘤，大家在叹息中放松了……可怜的老鼠们，幸运的我们！"莱恩停了下来，回忆那次会议后的 20 年时光，"那真是难以置信，有了基因敲除这一工具，使得一切都有了很大不同。"

与其他所有人一样，邓霍华也被他最开始的结果惊呆了，这一结果的后果是超出纯科学的。此类研究中已经投入了巨大的人力、物力、财力，造成了巨大压力，主要体现在对这些研究的很高预期，还翘首以盼着一些激动人心的结果。当"没事"发生时，恐慌就来临了，怀疑如波浪般蔓延到了整个圈子。然而，邓霍华的基因敲除小鼠最终的确是因癌症死亡了，只活了五个月不到，而与之相比，正常的、相同遗传背景的小鼠的寿命大约是 30 个月。更深入的研究也揭示出，p53 敲除小鼠的后代仔鼠比正常的小得多，提示这个基因在生殖中的某一环节也起着作用。而它也使人们对 p53 在代谢中的重要作用关注起来，目前代谢的研究是最热门的话题之一。

现在回到衰老的话题上来吧。2002 年，拉里·邓霍华和他的小组放了第二颗卫星，当时他们在试验中犯了一个错误，却得到了一个巨大的惊喜。当时，他们尝试着用与之前不同的另一方式来建立一个基因敲除小鼠，但结果是他们得到的小鼠不但还有 p53 基因的存在，而且它还异常活跃。的确，如研究者们所期望的，这种生物被证实在癌症风险方面被保护得很好。然而，超出他们预期的是，它们衰老得也非常快。只过了几个月，它们看上去就像老老鼠了。"它们背驼了，毛枯乱了，灰了。它们的寿命只有预期寿命的三分之二。"我和邓霍华在纽约的一场 p53 会议上交谈时，他这样告诉我。"确实，一些科学中的有趣发现是偶然的。它们不是你寻找的或者期盼的，却非常让人吃惊。《自然》杂志在 2002 年发表了这一结果。现在，这个偶然的发现正在打开一个全新研究领域的大门，这个领域，就是这一非常重要的癌症基因如何可以调节衰老过程。"

人们很早就知道，衰老与癌症是相关的，那就是患癌的风险随年龄增长而升高。但即便是科学家们，也没有怀疑过它们就是一件事的两面性，有着共同的机制，且这一机制中的天平可以倾斜向任何一方。换句话说，皱缩的皮肤，疏松的骨骼及衰竭的器官可能就是我们为长期遏止癌症所付出的代价。然而，对于 p53 的角色，邓霍华的发现还遗留了一点怀疑的空间，因为这一"事故"不但造就了过度活跃版的 p53，同样也敲除了一段DNA，就在这个肿瘤抑制基因的上游。也许是这里的某些东西造成了早衰，这种可能性无法被排除。但很快，由夏洛特维尔维吉尼亚大学的海迪·斯科拉博（Heidi Scrable）领导的另一个实验室，提供了新的证据，证实邓霍华的原始预感是正常的，当时她和她的小组建立了一种小鼠模型，其 DNA 上唯一的改变就是 p53 的一个等位被替换成了一个天然存在的超活跃 p53 的版本，而最终发现了相同的现象——早衰与死亡。

邓霍华、斯科拉博及其他人投入了这个让人欲罢不能的领域，渐渐地，共同拼凑出了这幅图画，描述了这一现象是如何发生的。毫无惊奇地，一种名为"胰岛素样生长因子 - 1"的激素（通常被表述为 IGF - 1），在细胞生长与增殖中起到了中心地位作用，它长期以来被认为在所有生命体中，从果蝇到线虫以至小鼠中都促进着衰老。科学家们鼓捣着这一激素传递到细胞的信号的强度，达成了调控这些生物的寿命的目的。在果蝇和线虫中的效应是最明显的，当"胰岛素样生长因子 - 1"信号被压低时，它们的寿命延长相当多，而加强这一信号，则寿命缩短。

抑癌基因

斯科拉博和她的小组发现，他们的工程小鼠中的超活化 p53 同样激发了这一生长激素的超活化。来自"胰岛素样生长因子－1"的信号被放大了，进而启动了接下来的预设机制，通过将细胞打入老化状态，或者进行不可逆阻滞，来把失控细胞带回正常轨道。当然，这是肿瘤抑制过程在运转，而且是由"正常"p53 所规划的。在这一层面上，它是合理的，而且是有利的应答。但衰老细胞可能发生机能障碍，而随着这样的细胞在组织中积聚，它们就开始制造它们的麻烦了。

不同于被驱向凋亡而自杀的细胞，衰老细胞仍然存活且有活性——而且显著的是，它们通过分泌蛋白质与邻近细胞甚至远处器官进行通信，来改变组织的微环境。对于抑制肿瘤来说，这些蛋白质中的一部分非常重要——比如，它们抑制新血管的生成，而新血管可能灌溉一个发育中的肿瘤。但因为衰老细胞进行正常生理过程的代谢，它们也会产生大量的废弃产物，并渗透到邻近的组织中。"这开始消耗细胞外基质——你知道的，就是那些使细胞黏合在一起的材料。"在与拉里·邓霍华交谈的那场纽约会议上，我与朱迪思·坎皮西（Judith Campisi）有过交谈，她在加州伯克利的巴克衰老研究所研究老化，交谈中她这样说。"细胞外基质中，胶原是可以保持人的皮肤看起来年轻的主要分子。而的确，老化细胞会产生破坏胶原的分子。"因此，皱纹出现了。

坎皮西的身材娇小玲珑，黑色头发，戴着一对耳环，举止如芭蕾舞演员般优雅，在交谈中还会用手和眼睛来表达情感。她的研究生涯起始于对肿瘤的关注，在这个领域她第一次遇见了老化细胞，就在抑制肿瘤的背景情况下。但她很快就沉迷于其在正常衰老过程中可能发挥的作用——除了一小撮科学家们中的"疯子特动队"外，其他的科学家都已经不关心这个方向很长时间了。"我没有一下子就相信'这个理论'。"2013 年初，她和她的一位同事在巴克研究所接受采访时，她说道，"'但'很千真万确的是，我们开始对这个问题进行研究并且我意识到，这个'疯子特动队'是正确的！"

对门外汉来说，科学家们最初的怀疑看上去很奇怪，因为"老化"这一术语暗示着衰老。坎皮西告诉我，这也正是莱昂纳多·海弗利克（Leonard Hayflick）所明确意指的，他在 1961 年发现并命名了这类细胞

——但他也使得自己在科学上孤立无援。"莱昂纳多·海弗利克是一个细胞学家，因为一个很特别的原因，他当时正在研究细胞增生：相对于在动物细胞中培养繁殖病毒，他对人类细胞更为关注，而这开展起来则非常艰难。他们可以培养出东西来，而且一开始会表现得非常好，然而最终他们的试验进展就不会那么好了，那时他们会把培养物扔掉再从头开始。"海弗利克决定更深入地研究这个问题，而他也有了让人吃惊的发现，那就是与癌细胞相对立的，正常的人类细胞在培养过程中其分裂是有限的。"由于那个有限的能力相当之大，"坎皮西说，"从人类胚胎中获得的干细胞，我们可以得到 40、50、60 的群体倍增数①。所以你能明白你为何被愚弄了——你花三个月时间来做一个试验，细胞们长势喜人，然后它们开始不那么讨喜了，再然后它们就停滞了。"

"海弗利克观察到了两个有意思的结果，"她继续说道，"其中一个很明显，并很快就被接受了，那个结果就是：'我的天，肿瘤细胞可不干这种事。也许这是一种阻击癌症的方法。'它给整个研究领域注入了鸡血，让人们去思考利用老化的过程来阻击癌症，而这一过程受到这一著名的抑制基因 p53 的调控，而我认为，目前对这个观点已很少有争议了。但他也观察到了另一完全不科学、完全直觉性、仅凭他作为细胞学家的直觉的结果。他在显微镜上观察，他看着这些细胞，说：'它们看上去老了。'一个细胞看起来'老了'，那到底是在说什么？我的意思是，那是一个无法测量的观察结果。但他说：'也许正常发生的是，我们在培养皿中总结着衰老的某些要素。'那一个观察结果，那一个评价，被大多数人所忽视，只有该领域中一小部分非常有想象力的人捡起了那个观点，并开始研究老化，并非作为一个抑制肿瘤的机制，而是作为一个衰老的过程来进行研究。在一定程度上，它仍是有争议的——比 50 年前少，但仍存在争议，尽管现在它的势头已经强劲多了。"

今天已经明确地知道，正常细胞可以经历的分裂次数就是海弗利克界限，而它是通过染色体末端的端粒来衡量的。端粒是覆盖在染色体上的保护性结构，就像鞋带末端用来防止鞋带散开的小塑料帽子一样。细胞每一

---

①群体倍增，指细胞数目增加一倍，它反映的是细胞的平均分裂次数。

次分裂，端粒都会缩短，直到它们不再能够保护染色体时，细胞就进入永久性分裂阻滞。尽管这不是唯一一条细胞衰老的途径，但端粒的极度缩短是启动 p53 应答的应激之一。

在今天的细胞衰老领域，朱迪思·坎皮西已是世界级领袖，这些衰老细胞在机制上处于一个关键点，可以走向两个方向的任何一方，对此她毫无怀疑。"我的工作就是试着调和这两种关于衰老的截然不同的观点。一些人说这真的对你很好，它阻止了癌症发生。别的人又说这是在人变老的过程中发生的，它看上去对你好像不怎么好，因为细胞看起来有点老了，还有点皱。"

她的实验室最近发现，衰老细胞会引发炎症——一种几乎在所有重要的年龄相关疾病中存在的状态，在贝克研究所接受记者采访时，她告诉记者："我们现在清楚地揭示了，一个存在于一片未衰老细胞海洋中的衰老细胞会引发一场炎症并涉及其他细胞。所以，你不需要非常多的衰老细胞就可以驱动退行性变，这是器官老化的特征性变化，而这是一个非常吸引人的假设。"

衰老细胞很不容易发生凋亡，而最具讽刺意味的是，随着时间延长，它们自身变成了一种癌症的风险，帮助驱动不受控生长的过程。但这是如何发生的？"过去两年我们知道了，衰老反应还有另一种功能，就是'必要的时候'促进组织修复，"坎皮西说，"那就是生命后期中的问题之源。"她解释道，随着时间推进，衰老细胞变得功能失常，它们能在无真实损伤的情况下，开始释放信号，启动组织修复与细胞增生，因此驱动肿瘤的发展。

当然，这是无法避免的。研究者们在肿瘤抑制中的每一个方面都发现背景是重要的因素：在不同的细胞与组织类型中，p53 激活的通路各不相同。另一位用小鼠做实验的研究者斯科特·洛，也处于细胞衰老研究的前沿位置。他发现，尽管这些细胞确实可以对抗凋亡的审判，但它们并不总是徘徊在组织中而变得毒性十足。在一些组织中，它们与免疫系统交流，而免疫系统就派遣巨噬细胞将它们清扫掉。

"我们在 2007 年展开了这一研究，研究中，如果我们去掉 p53，就会得到一个癌细胞。如果我们使 p53 生效，癌细胞就进入衰老。"洛解释道，

"在培养皿和动物中我们都可以观察到这一结果。但在培养皿里，细胞就在那里——它们不分裂、不死亡、不生长——在动物体内，肿瘤则消失了。"这让人费解：研究人员认为，如果细胞不分裂也不死亡，那么肿瘤理所应当地保持在原来同样的大小。那么这中间发生了什么事？更深入地挖掘其机制，他们发现，衰老细胞分泌的蛋白质激活了一种免疫反应，从而通过凋亡来有效地把它们清除掉。还有就是，在实验室里，如果他们把这两者一起放在培养皿里使其发生细胞间通信——建立一种你可以在活体内发现的，简化版本的细胞群体的效果，他们可以看到这一现象的发生，观察到巨噬细胞吞噬衰老细胞的过程。

就他们在死亡细胞与凋亡上的发现来说，这个结果是非常让人吃惊的，这完全不是他们所期望看见的结果，但洛觉得它让人有一种愉悦感，奇特而又理智。"这 15—20 年间，我们研究了 p53 在激活后如何影响它所在的细胞，但现在我们意识到，它做的比那些更多……它也可以发送信号影响周围的组织。"

直到今天，仍没有人准确地知道，在不同的环境下，应激信号为何会导致不同的结果。"一方面，它是有组织依赖性的：淋巴细胞们大体上会凋亡，而结缔组织会衰老，"洛这样说，"但也不完全是这样。还有别的一些因素会影响到它，一些因素我们已经知道了，但没有任何一条可以让你绝对满意的回答，就是这个答案……更何况，在细胞死亡与阻滞这两种过程中，p53 打开了不同的基因组合这一看法甚至也值得商榷，所以，细胞如何解释 p53 所打开的基因，也是问题所在。这真是一个非常有趣的问题，我们现在把它称为'系统生物学'——细胞如何集中处理多个信号，并做出是或否的选择，以确定走哪一条道路——而那就是我们现在所研究的。"

研究者们对这个基因在衰老中的作用感兴趣，认为凋亡和老化对于这一进程的作用都很显著——在上面讨论的问题中，老化都在起作用，而凋亡则是因为其逐渐耗竭了我们身体所需的干细胞池，那是用来修复及维持运转的细胞。"最简单的模型就是，一个人出生的时候其干细胞数目是一定的，"大卫·莱恩解释说，"在 DNA 受损时，那些干细胞很容易被杀光，因此它们应该是受 p53 严密调控的那一类。如果你在它们非常易于死亡的位置设置一个应激因素——响应阈值，那么你不会患癌，但你会更快地耗

抑癌基因

尽干细胞。如果你把阈值设置到它们不容易被杀死的位置，那么你可以活较长时间，但你更容易患癌。"

研究老化的研究者们同样有一个理论来解释这一悖论，它脱胎于进化生物学，来解释一个被设定为保护我们生命的系统，它能保护我们不患癌症，却同样会驱动一个机制，使我们发生无可避免的衰老。基本上，自然界只关心种族的延续，因此进化压力下，有益的性状得到了选择——有害的性状被淘汰掉——这仅在我们的生育年龄中发挥作用，却又贯穿整个生育年龄。凌驾在此之上时，我们就活在一段借来的时光中：自然不再对我们具有作用，而自然选择对我们来说已经成为一种无力的力量。

无论怎么看，衰老也是一个现代现象。在生存于地球上的大部分时光来看，人类并非多数是因为衰老而死亡：曾经的人类不是死于癌症或者阿尔兹海默症，甚至也不是心血管疾病，而更多的是因事故、捕猎、感染及饥饿而死亡。因此，千年以降，衰老的作用被屏蔽在了自然选择的进化雷达的阴影之下。直到今天，随着我们在全世界的大多数地方征服了感染、饥饿及猎食的问题，肿瘤抑制的反面性灾难又将自己完整地显现出来了。但理解衰老的根源，为将来把握住了希望。"人们开始疑惑：我能否操控这个系统来使两方面都达到最佳?"大卫·莱恩评价道，"我能否在短期内使这个基因变得敏感（以清除癌细胞），而我又能否抑制它（来阻止衰老的发生）? 我想有人能想象到，当我们开始能够控制这一系统时，将会出现真正的非凡结果。"

即使在没有医生的帮助下，"p53"每天就已经阻止了数百万次癌症的发生。科学家们不必要去超越这一自然界已经设计好的简明系统，他们只需要利用好它。

——沙伦·贝格利（Sharon Begely）

第 20 章　治疗的革命

在这里，我们将了解 p53 在基因治疗这一前沿领域中的地位，包括个性化医疗，这一正在改革着癌症医疗的新兴方式。同时，还可以在一定程度上实现预测，帮助今天的年轻人去除癌症的死亡威胁。

"我们如今已经拥有技术，可以对正在发生的事进行目录编制。如果你仔细分析癌细胞的内部，并从进化的角度来看待它们，其结果就是，在一个肿瘤内部，会有许多细胞的亚种，它们从只有细微差别的不同途径发展而来，"杰拉德·伊万如是说，"而我们在这里做的，就是为了扫除所有的肿瘤，同时又让病人能够活下去。这是件很艰难的事儿！"

但伊万没有沮丧。事实上，随着证据显示，癌症甚至是一种比所有人所意识到的更为复杂的疾病——进化的温床，使得肿瘤在治疗过程中成为了不断游移的靶标，因而很难击中——他仍然坚定地保持着乐观态度。为什么？"让我给你类比一下，"他说，"没有癌症的时候，人类受到一种可怕的疾病折磨，细胞在体内生长，侵袭并扩散。这些细胞在遗传学上是不同源的，它们在彼此间交换遗传信息，它们疯狂地生长……它们被称为细菌。"

"一百年前，你会对着所有的感染性疾病说：'哦上帝，我们得对每种疾病都有一条治疗措施——肺结核、骨结核，然后还有这个，还有那个……'但最终它们具有很多共同性，而如果我们用抗生素来对付它们，至少在一定时间内，我们或多或少可以打压住细菌感染性疾病。现在的事实是，从进化的观点看，在遗传的复杂程度、遗传异质性、耐受性及种类上，细菌远远地超过了癌细胞。"

伊万相信，药物开发者的任务就是找到癌症的共通性——一个"关键性任务"的突变，缺少它，所有的肿瘤就无法生存。不是每个人都同意这一分析；大多数癌症研究人员仍然支持基于个体病人肿瘤特征的专一靶向疗法。但无论如何，在展望未来时，肿瘤抑制基因是研究中明确的候选对象，学术科研人员及药企中的同行，他们正专注于修复或加强身体自身挑选并消除异常细胞的能力。

尽管，从实验室到临床的道路一般都漫长得令人沮丧，对于以 p53 为基础的疗法，人们仍寄予了很大的期望，并有了很多充满想象力的点子。具有讽刺意味的是，随着技术以爆炸式的速度发展，科学家们开发具有潜力的新药是前所未有的简单与迅速，管理这一过程的条例与规范却变得更为严格：一个有前景的新疗法通常需要十年甚至以上的证实，方可应用于病人身上。许多原型都无法走完这整个过程：从其性质上来讲，药物研发是一个试验与错误并存的艰辛历程，在这条路上，有时"失败"也是一堂弥足珍贵的课程。

基抑因癌 以病毒作药

第一个在人类中尝试基于 p53 基因疗法的人是杰克·罗思（Jack Roth），1996 年，他招募了 9 名无法手术治疗的肺癌病人，他们的肿瘤不再对传统疗法具有反应。作为故事中一个令人愉快的转折，罗思的疗法中，将病毒作恶的特性作为优点进行了利用——病毒能生存下去并繁殖的唯一途径就是入侵宿主器官的活细胞，并劫持复制的系统。利用基因工程，他和他的同事们将一个普通病毒转化成为了一个载体，来将正常的p53 拷贝转运进该基因没有正常工作的细胞中。这一工程病毒被直接注射进了病人的肿瘤，让他们满意的是，他们的策略被见证起效了：p53 基因被成功转入了肿瘤细胞，被成功激活并生成正常的蛋白质，而对病人没有造成显著的负作用。

然而，这一病毒载体，或称为转运工具，被证实无法逃脱免疫系统的监视，在这一原型之后，科学家们用一种物质包裹了病毒，使其能够在被免疫系统清除之前拥有更好的机会去杀死肿瘤细胞。他们也将运载工具从一个逆转录病毒更换成了一种腺病毒——造成普通感冒及其他呼吸道感染的类型。

以此为基础设计的疗法目前已经在美国和中国的数千例病人中展开了临床测试。他们被证实是有效的，尤其是在与传统化疗药物或放疗共同应用的情况下。病人也需要被谨慎筛选，以适应此种疗法，因为在某些情况下这种疗法的效果会更佳。在一些病例中基因疗法效果最为显著，比如说，肿瘤细胞中有野生型 p53 蛋白质，只是由于其天生的枷锁 Mdm2 过度表达，而被陷住了。或者突变型 p53 在癌细胞中表达水平很低以致其无法压倒基因疗法所产生的野生型蛋白质。（你应该记得在一些病例中，病人有一个突变型及一个野生型的 p53 拷贝，突变型的蛋白质有足够强大的能力可以敲除野生型蛋白质的功能——即所谓的"显性抑制"效应。具有一个如此强劲的突变体的病人，则不是一个基因转移疗法的理想对象。）

罗思在 20 世纪 90 年代中期的探索性工作得出了两项商业化产品。在美国上市的阿德威克星（Advexin）及在中国上市的今又生（Gendicine）。除可直接注射入肿瘤外，这些药还可以像化疗药物一样经动脉或静脉注射，而且已经在很多肿瘤中进行过测试，包括肺、肝及头颈部肿瘤，在不同分期的肿瘤中都被证实有效。看上去，对于预防口腔早期损伤的恶性变，它们的单独使用也是有效的。在 2003 年，今又生被中国的管理机构批准临床使用，成为全世界首个官方批准的基因疗法产品，如今在中国，它与放疗联合使用，用来治疗患头颈部肿瘤的病人。

2007 年，主持今又生临床试验的北京肿瘤医院医生张珊文（Zhang

Shanwen）给出了其有效的适应征。在中国举行的一场会议中，他展示了实验数据，有26个病人接受了基因疗法与放疗，而27个对照病人只接受了放疗。26例接受联合疗法的病人中，有17例在5年后依然存活，其中16例已完全无瘤。27例仅接受放疗的对照病人中，5年后仍存活的有14例，其中10例已完全无瘤。

然而，尽管有了一些惊人的成功个案，尽管其与今又生几乎完全一样，在美国上市的产品阿德威克星的道路却满布荆棘。因为其第一适应征为头颈部癌症，而这限制了其市场潜力，它已被视为一种"孤儿药"——这使得此产品申请进入临床的价格变得昂贵。当美国食品药品监督局（FDA）在2008年9月因其效用资料不足而拒绝批准其上市时，其生产商，也就是休斯顿的英骏医疗有限公司（Introgen Therapeutics Inc.）破产了。今天，一个诞生于英骏医疗的灰烬之中的小公司，唯翁醒公司（Vivante），2010年被瑞士巨头龙沙（Lonza）公司并购并持有了阿德威克星的许可，并继续向美国和欧洲的管理机构申请批准。同时，中国的今又生生产商也在寻求美国食品药品监督局（FDA）的许可，使其产品可以在美国和印度上市。

在20世纪90年代早期，加州大学旧金山分校的弗兰克·麦考密克（Frank McCormick）开始研发一种疗法，另辟蹊径地使用了普通的感冒病毒。他观察到，癌细胞与腺病毒具有某些非常重要的共同特征，其中一个就是，为了生存，它们需要p53停止工作。这是一个他可以利用的性状。但它需要高超的工艺来保证病毒只会以癌细胞为目标并杀死癌细胞，且不造成更多感染的扩散。首先，麦考密克将病毒敲除p53的机制去掉了，这本是正常情况下这一病毒进入我们身体时会发生的事。这意味着他的工程病毒只会在那些早已没有p53作用的细胞中存活——那就是癌细胞。在这些细胞中，病毒生长并繁殖直到细胞真正被胀破。然而，如果这一工程病毒侵入了具有p53功能的细胞——比如是非恶性细胞——它会枯萎死去，因为它不具备能敲除肿瘤抑制基因的装置。癌细胞胀破的这一过程被称为癌细胞溶解，麦考密克疗法机制中的优点之一就是，从破裂的细胞中释放的工程病毒颗粒能以相同的方式感染并摧毁相邻的癌细胞，但对体内的正常细胞不构成任何威胁。

1992 年，麦考密克作为奠基人之一，成立了昂立克斯制药公司（Onyx Pharmaceuticals Inc.），1996 年，治疗剂 ONYX – 015 在美国进入了临床试验——有史以来第一个在人体测试的工程性癌细胞溶解病毒。那些早期的试验看起来不错，它们首先应用在了头颈部肿瘤病人身上，然后应用在了其他多类肿瘤中。但随后迎来了重挫。

1999 年，18 岁的杰西·格尔辛基（Jesse Gelsinger）在宾夕法尼亚大学自愿参加了一项临床试验，在接受治疗剂后，他的免疫系统发生了过度的链式反应，使他突然死于多器官衰竭。测试中的产品是一个工程腺病毒，携带有一个基因，能校正格尔辛基所患的严重却罕见的先天性肝病，这一肝病会导致血氨浓度的不断升高。他死亡后，美国食品药品监督局暂停了所有基因疗法，并随后严格规定了安全预防措施的规则。对于研发此类制剂的制药公司来说，这是一段困难的时光，在 2003 年，昂立克斯将其ONYX – 015 的许可证出售给了一家中国公司，名为深圳赛百诺（Si Biono）基因技术有限公司。

与此同时，中国自己也在研发一种与 ONYX – 015 非常类似的癌细胞溶解制剂。由上海三维生物技术有限公司生产的安柯瑞（Oncorine）是全球第一个摆上药架的工程癌细胞溶解病毒，它于 2005 年被中国管理机构批准。这一批准使得低迷的基因治疗领域精神一振。今天，安柯瑞在中国与化疗联合使用（作为今又生的一种替代品），用来治疗头颈部肿瘤，从试验数据中看，联合使用的疗效大约是单独化疗的两倍。这一中国公司的目标仍是获得美国及欧洲对 ONYX – 015 和安柯瑞的批准。

然而，在这一病毒载体能将其承载的基因转运到癌细胞之前，病人的免疫系统天然就可以发现并清除它，这也成为了科学家们工作中的一个主要挑战，去优化基因疗法。另一个挑战就是，找到把这些药物送到分散的转移灶的方法，因为这些次生肿瘤易于使癌症患者死亡。

基抑因癌 小分子推动应激反应

事实上，许多癌症中，p53 没有突变，但其他一些机制使得这一正常蛋白质失活了，其他探索中的新治疗策略就从这里开始。比如在宫颈癌中，大约 90% 的病例由人乳头状瘤病毒（HPV）感染引起，这是一种会引起生殖器疣的性传播疾病。1990 年，美国国立癌症研究所的科学家们发现，受乳头状瘤病毒感染的细胞中，一个病毒基因会产生一种名叫 E6 的蛋白质，它会完全地阻碍 p53 的功能。当时美国国立癌症研究中心某个小组中的卡伦·沃斯敦（Karen Vousden）解释:，"发生的事情就是，E6 与 p53 及其他一些蛋白质结合在了一起。其结果就是，p53 被非常快速地降解掉了——它就这样裂成了碎片——细胞因此无法产生任何有功能的 p53 蛋白质。就像根本没有任何 p53 一样。"此时，预防乳头状瘤病毒感染显然是首选的解决方法，在 2005 年秋季，一个可以达成此目标的疫苗被批准上市。

乳头状瘤病毒的故事是一个不同寻常的故事。更常见的情况是，在抑制肿瘤的通路中，某些异常情况可能抑制 p53 蛋白质发挥作用，而 p53 蛋白质本身是正常的，比如 p53 的枷锁 Mdm2 进入了狂暴工作模式。你应该记得这个基因，它在第 13 章出现过，p53 基因所生成的蛋白质激活了 Mdm2，而 Mdm2 的蛋白又结合到 p53 蛋白质之上，并将其标记为需要摧毁的目标。p53 和 Mdm2 之间的这场死亡之舞形成了无尽的循环，完成每次循环大约需要 20 分钟时间。在这种方式下，Mdm2 确保了极为强大的 p53——它具有杀死细胞或阻滞细胞分裂的能力——受到有效抑制，直到需要它发挥作用的时候。当研究者们开始理解这一反馈机制时，他们觉得，如果他们可以阻断这两个蛋白质之间的交互作用，就能将 p53 从 Mdm2 的掌控中解放出来，他们就应当能够在 p53 受到异常抑制的细胞，也就是癌细胞中，重新激活这一正常蛋白质。他们推测，在这些癌细胞中，p53 就像一把上了膛的枪，随时准备击发，但扳机却被卡住了，这其中的挑战就是，找到能释放扳机的东西。

20 世纪 90 年代末期，大卫·莱恩在他位于邓迪大学的实验室里，通过应用一个微小的分子插入到 p53 与 Mdm2 之间的结合部位，成为了第一个尝试做这件事并且做成功的人。因为蛋白质普遍具有让人棘手的外形，尤其是 p53 还具有变形的能力，这一过程成为了一个技术上的巨大挑战，当我因为这本书而与莱恩交谈时，他如是评论。"就像寻找治疗人类免疫缺陷病毒的抗逆转录病毒药物一样困难吗?"我询问道。"实际上,人类免疫缺陷病毒是一个很有指导意义的例子,"他回答说,"当我从一个年轻的微生物学家成长起来时,我就被告知,永远不会有一种治疗病毒的药物,那是一件不可能的事,因为病毒与宿主是如此的接近,而且它们使用着宿主的细胞器。我还被告知,你永远不会得到一种药物可以抑制蛋白质—蛋白质之间的相互作用。而且免疫系统永远不会对'清除癌细胞'有帮助。"他大笑着。

现在,至少有 6 种破坏 p53 与 Mdm2 之间连接的药物正在开发中。最早的也是最著名的就是纳特灵(Nutlin),自 2004 年开始,由制药巨头豪夫迈·罗氏公司生产(这一药物的名字来源于该公司位于纳特利和纽杰西两地的研究所,它是在这两个研究所被开发出来的)。但很快,罗氏一开始的成功所带来的激动很快引发了严重的忧虑。第一份关于纳特灵的报告,描述的实验使用了生长在培养皿凝胶中的细胞与组织。但 2006 年报告的一次小鼠试验中,随着将 p53 从其枷锁上解开,灾难性的结果发生了,这使得每一个在这个策略上工作的人都暂停了下来,开始思考。

杰拉德·伊万实验室的科学家们建立了一种基因工程小鼠,将 p53 的枷锁 Mdm2 的基因敲除掉,然后给动物一种药物来激活肿瘤抑制基因的表达。没有枷锁的情况下,p53 蛋白质在全身的细胞中都进入了冲刺状态,导致了大量的、普遍性的凋亡发生——可以有效地把老鼠融掉。事实上,完全没有 Mdm2 的小鼠并不是纳特灵或其他类似药物所适合的试验模型,其试验模型应该是为了仅在短时间内解开 p53 与其枷锁的结合而设计的。然而,这一试验的确提出了问题,那就是如何将 p53 的毁灭性作用局限于肿瘤部位。这是药物研发者一直在努力工作的一个方向,而这类药物的更新版本显示,在其靶细胞以外,其作用非常微弱了。

在实验室里,纳特灵抑制了许多种癌细胞的生长,这些癌细胞来源于结肠癌、肺癌、乳腺癌、皮肤癌及血液系统癌症,而且在动物模型中它也显示出活性。但莱恩说,其结果不一致,让人迷惑,他与罗氏的小组密切合作,继续开发着纳特灵。比如,最近在急性髓细胞样白血病(AML)中开展的试验中,他们将许多病人的癌细胞放在不同的培养皿里,用药物进行处理。他们发现,在低剂量使用这一药物的情况下,所有细胞都进入了生长阻滞，但一些细胞自杀了，而另一些却需要 10—20 倍的"正常"剂量来诱导凋亡。这是什么情况？目前没有人能确定，尽管有一个合理的假设，那就是治疗时，单个细胞内存在的自杀性蛋白质与抗自杀性蛋白质间的平衡影响了细胞的敏感性。要等到药物开发者们完全理解这一作用的影响后，他们才能够准确地说出，哪些急性髓细胞样白血病病人应当用哪种剂量的纳特灵进行治疗，以实现需要的效果，莱恩这样说。

同时，研究员们也在调研纳特灵与传统的放化疗的联合使用，并发现在许多类型的肿瘤中，联合应用比单独应用纳特灵或传统疗法更为有效。联合疗法的一个目标就是利用不同制剂间的协同作用，使得传统药物的剂量使用得以降低——因此减少病人所需承受的痛苦的副作用——同时还不会降低疗效。骨来源的癌症在儿童中是最常见的一种，它属于肉瘤，在它的治疗中，这是一个迫切的需求，从这里看来，纳特灵非常有前景。2011年，科学家在实验室尝试着杀死肉瘤细胞，发现联合使用纳特灵时，可以将传统化疗药物的用量降低到原来的 1/10，且与单独使用传统化疗药物时相比，能达到相同甚至更好的效果。

对于药物研发者来说，打断 p53 与其枷锁 Mdm2 之间的连接是如此有吸引力的一件事，以至于许多大型跨国制药公司竞相推动此类药物中的某一种进入临床，这些大公司包括默克集团、赛诺飞集团，还有一些小公司。然而，在他们可以实现这一结果前，他们仍需要回答一些重要的问题：如果存在效应的话，具有这类特质的药物会在普通细胞中产生什么效应？其可能的毒性会有多少？

在斯德哥尔摩卡罗林斯卡学院的加林娜·谢利瓦诺娃（Galina Selivanova）正致力于一项据此设计的药物的工作中，她将其命名为 RITA。她指出，要杀死细胞，通常来说仅有 p53 的存在是不够的，要使这一肿瘤抑制因子有活性，它需要收到清楚的信号，表明细胞处于应激之中——这种信号在癌细胞中似乎是最强的。"我的期望是，如果你有一个 Mdm2 抑制剂，它的作用不是太强——也许它仅仅足够将一些 p53 从与 Mdm2 的结合中释放出来——它就不会在正常细胞中产生非常强烈的效应。但在肿瘤细胞中，这里有着所有需要的信号激活着 p53，p53 就会发挥杀灭作用。"

基抑因癌 修补突变

当谢利瓦诺娃 1992 年在莫斯科大学获得细菌遗传学博士学位后，她离开了俄罗斯，计划着在回家前，仅利用夏季的三个月时间，积累一些在更高级有机体中工作的经验。然后，她加入了卡罗林斯卡学院克拉斯·威曼（Klas Wiman）的实验室，接触了 p53，就再也没有回去。"从一开始，它就如此的让人激动，"当我在多伦多一次突变 p53 会议上见到她时，她告诉我，"p53 难以置信地有趣。你做的每一件事都带来新的问题，新的观点。"她加入 p53 学会时，正当人们开始严肃地思考如何转化——他们能够如何应用所积累的知识财富，来改善癌症病人的治疗。这是一个具有个人意义的话题：谢利瓦诺娃眼睁睁地看着她的母亲死于脑瘤，而她自己很快就开始在这一话题中上下求索。

除了她自己关于 RITA 的工作以外，她和威曼还一起致力于另一项药物的工作之中，这种药物被称为普瑞玛－1（PRIMA－1），在基于 p53 的药物中，它被证明是处于研发中的、最激动人心的药物之一。这一药物的设计，是应用在 p53 突变的癌细胞中，这种 p53 生成的蛋白质是畸形的，无法行使其应有的功能与 DNA 相结合，从而激活其他基因。普瑞玛－1 可以恢复突变的蛋白质至其正常形态，而这个药物的发现，经历了一个巨大的巧合。1995 年，这两位科学家在研究一种被称为肽的东西，也就是蛋白质的碎片，以寻找一些能够调节 p53 活性的肽。他们被一种肽激起了好奇心，它能够同时激活正常的与突变的 p53。

这一现象清楚地证实了，"修复"突变的 p53 是具有可能性的，谢利瓦诺娃非常激动。"那太棒了，"她微笑着，回忆着，"我当然想要治愈肿瘤，消灭肿瘤——至少在小鼠中！"但这个肽被证实无法成为一种药物：在活的生物体中，这些蛋白质的碎片很难进入细胞，并且很快被分解回收。因此，需要的是一种化合物，一个可以行使相同功能的小分子。

谢利瓦诺娃、威曼、弗拉基米尔·贝科夫（Vladimir Bykov，新晋博士后）一起，从美国国立癌症研究所提供的有数千种化合物的候选资料库中

抑癌基因

进行了筛选。1999 年，他们一起发现了一个分子，他们将其命名为普瑞玛，它是 "p53 重激活与诱导发生大量凋亡" 的英文（p53 reactivation and induction of massive apoptosis）首字母缩写，这一名字对科学家们很有吸引力，因为它同时也意味着顶级的事物①。对他们所发现的这一分子所进行的试验让他们很满意，它对很多 p53 突变都是有效的，因此它具有治疗多种不同类型肿瘤的潜力。他们随后很快就发表了他们的结果，"而普瑞玛吸引了很多媒体的注意。" 当我在卡罗林斯卡学院拜访威曼时，这个高高的、言辞温和的瑞典人如是告诉我，"在全世界的电视上、报纸上、杂志上都出现了我的身影，因为使用一个小分子来使得癌细胞自杀，这一概念是如此的吸引人。"

那么普瑞玛－1 是如何发挥作用的呢？威曼和贝科夫惊奇地发现，普瑞玛－1 和另一非常相似的被称为 "普瑞玛－1 MET" 的化合物都被转化成了另一种化合物，并与 p53 蛋白质紧密结合，使其发生重折叠。威曼说："这是一个非常重要又激动人心的发现，因为它让我们更好地理解了这些化合物是如何重新激活突变 p53 蛋白质的。"

与卡罗林斯卡合作，他、贝夫科及谢利瓦诺娃建立了一个小型的生物科技公司来推动 "普瑞玛－1 MET" 的上市。这是一个华丽的转身。"身为科学家，你还需要和商人合作——那里有另外一种天差地别的文化。" 威曼评价说，"突然就出现了穿西装的人，有了董事会，谈论的是钱……然后，你还需要与医生交流。所以，现在有了三个圈子，而你必须在这些圈子里左右逢源。在最开始的时候，'都牵扯到了些什么'，我们一点主意也没有。"

这家公司使得 "普瑞玛－1 MET" 通过了第一期临床试验，试验涉及前列腺癌及血液系统癌症病人总共 22 人，通过注射给予了短疗程的试验药物。在设计上，第一期试验测试的是病人对有潜力的新药物的耐受能力，并得出其在体内的分布情况及持续时间。2012 年，其发表的结果显示前景很好："普瑞玛－1 MET" 是无毒的，有轻微的副作用——包括头晕和疲倦。

---

①普瑞玛，即 "prima" 这一单词，在英文中原意即为 "第一的"。

作为下一步的二期临床试验，用来证实药物在病人身上能达到在实验室里及动物模型中相同的效果。卡罗林斯卡的研究员们和他们的公司期望，在癌症病人中联合应用传统化疗药物来测试"普瑞玛－1 MET"，在此种情况下，这两种药物预期应该具有协同作用："普瑞玛－1 MET"恢复突变 p53 为其正常的形态及功能，其他药物将造成 DNA 损伤，而 DNA 损伤会发出清晰的应激信号来触发凋亡。但前往临床道路的绊脚石这才真正出现：威曼说，进行一次"普瑞玛－1 MET"的二期试验貌似需要花费数百万欧元。一个像他们那样的小公司需要合作伙伴，投入可观数量的金钱。

丹麦的一位医生，见识了"普瑞玛－1 MET"在实验室的肺癌细胞中及小鼠体内的效果，对此表示非常激动，毛遂自荐要进行试验。对于在癌症患者中开展一次"普瑞玛－1 MET"的二期临床试验，MD 安德森肿瘤中心也很热心。但要找到支撑这些活动的资金仍是一个巨大的挑战，到目前为止，大型药企对于这一能够恢复突变 p53 正常形态与功能的小分子兴趣缺缺，因为这些小分子是如何发挥作用的，仍不完全清楚。

基抑因癌 聪明的治疗方法

在癌症治疗领域中，紧随治疗之后的就是耐药性问题。癌细胞的极度不稳定性及其恐怖的继发突变速度意味着，它们不用花费太长时间就会找到一种方式来规避靶向药物，无论治疗设计有多么聪明，在最初药物的猛攻之下存活下来的细胞，会长出跟它同样坚强的克隆，成长为具有耐药性的肿瘤。为了使这种失败的可能性降到最低，肿瘤学家通常应用联合疗法来治疗他们的病人——可以是药物的鸡尾酒法，或者药物结合放疗。通过这一策略，不受某一药物影响的癌细胞应当会被别的药物攻击。

在一类新的基于 p53 的疗法中，研究者们也在研究药物的联合应用，这种疗法被称为循环疗法。传统化疗的最大缺陷之一就是其无选择性打击，以身体的快速分裂细胞为靶标，对其产生"细胞毒性"（意味着它是一种细胞毒物）。从定义上来讲，癌细胞是快速分裂的，但同样的还有毛囊中的细胞、肠内膜细胞及骨髓细胞，这些细胞在化疗中承受着池鱼之殃。然而对病人来说，脱发、恶心呕吐、腹泻、贫血及免疫系统功能低下不仅仅是痛苦的副作用，它们可能是致命的，并制约了肿瘤学家可以给予的细胞毒性药物的剂量，用来攻击癌细胞。

循环疗法背后的原则是，在给予病人一种细胞毒性药物的同时，用一种药物来使健康细胞暂时停止分裂，以"保护"这些细胞不受化疗的伤害，但他们的癌细胞（还在继续分裂并因此仍是化疗攻击的目标）会在瞬间被摧毁。在这种理论之下，健康细胞被保护了起来，肿瘤科医生将能提高细胞毒性药物的剂量，因此可以将其清除肿瘤的能力最大化。但即使循环疗法达不到完全清除癌症的效果，对病人来说，它也会使得化疗更轻松一些，因为它会免除发囊、肠道、骨髓等处的细胞因治疗的火力全开而产生的副作用。

在目前的实验室测试中，在很多类似的药物中，纳特灵看上去像是最有前景的健康细胞保护药物。然而，循环疗法离临床应用还有几年时间。研究者们还需要找出，在特定的肿瘤类型中，哪些药物及其剂量的组合是最佳的。将健康细胞的细胞周期进行阻滞必须是可逆的：比如说，过高剂量的保护剂可能会导致健康细胞开始衰老，而过低的剂量可能不足以将它们阻滞足够长的时间，以保护它们免受细胞毒性药物的损害。而目前尚无人能肯定，在活体中循环疗法的效果是否上佳：截至 2012 年，只有一篇已发表文章，报道了在小鼠中进行的一项试验。然而，循环疗法中最主要的限制是，不管是纳特灵还是其他具有潜力的"保护"剂，其药物自身都尚未被批准临床使用。

抑癌基因 老疗法的新曙光

尽管全新的基于 p53 的疗法进展缓慢得让人沮丧，科学家们对 p53 的理解早就对癌症病人的治疗产生了影响：它使得肿瘤科医生在使用传统的化疗与放疗之间，能做出更合理的决定。

化疗有一部曲折离奇，或者说是不幸的历史。其源头可以追溯到第一次世界大战，当时德国在欧洲的战壕中使用芥子气以达到毁灭性效果。

1925 年，化学武器的使用遭到了《日内瓦公约》的禁止，但拥有此类武器却除外，所以美国人继续研发并屯积着这类武器。在 1943 年 12 月，一艘名叫"哈维号"的美国货船秘密运送芥子气弹至地中海前线，却在意大利南部的巴里（Bari）遭到德国突袭而沉没，一朵气状云飘浮在了城市上空。没有人知道有多少居民受到了影响，但有 600 名军队人员住进了医院，其中 83 人死亡。在对遇难者的尸检中，病理学家证实了骨髓及淋巴组织中正常的快速分裂细胞受到了抑制。这一观察结果带来了一个想法，也许此类物质可以被用来攻击快速分裂的癌细胞。

很快，科学家们就在小鼠中应用芥子气进行试验了。受到结果的激励，他们谨慎地将这一制剂的试验转移到人类身上。第一个人类受试对象是一个淋巴瘤病人——淋巴组织的癌症病人——在给予这种药物后，他的医生很高兴地看到了他的肿瘤显著地缩小了。不幸的是，这一效果很短暂，但它使得癌症学会激动了：至少有了一种新途径来治疗这种疾病。许多世纪以来，手术一直是去除肿瘤的唯一选择，而病人的长期生存率非常低。

从那以后的几十年间，许多不同的细胞毒性药物被研究了出来——所有的都基于这一相同的原则，即它们对细胞是有毒的。虽然化疗被认为在某些肿瘤中具有很好的疗效，但在其他肿瘤中却一点效果也没有。在一些肿瘤中，它的效果只有一段时间，随后就没有了。为什么其反应会有如此的差别？在 p53 的研究开始提供线索前，没有人能给出任何答案。今天我们知道，化疗和放疗都不是如假想的那样，通过一种强有力的方式直接杀死细胞而发挥作用，而是更为精细的过程：通常情况下，这些疗法通过诱导癌细胞响应其 DNA 损伤而自杀，进而发挥作用——即 p53 介导的正常的细胞对应激的反应。

我们在第 12 章见过的斯科特·洛，就是那位建立了小鼠模型并在凋亡与 p53 上有了突破性发现的人，是第一个认识到这一肿瘤抑制基因在传统化疗中的中心地位。简单地说，洛把他的小鼠的高敏感性的胸腺进行了辐射，那些具有正常的、功能完备的 p53 的细胞非常迅速地因凋亡而死掉了，但具有突变型 p53 或根本没有 p53 的细胞对辐射具有抵抗性，它们存活了下来。确认 p53 在响应辐射所致凋亡中的地位，使得洛思考着更具普遍性的问题：在癌症治疗中，是否就是 p53 产生了对射线——也许还有细胞毒性药物——的效应？这个想法，现在回想起来是如此简单，但在当时却十分具有革命性。

"假设有这样一种情况，如果 p53 是突变的，标准的化疗药物所起的作用则可能大大降低，"洛这样解释，"在白血病与淋巴瘤这样的例子中，我们的预期是正确的。但现在，又经历了 17 年的研究发现，它远比之前我们的预想复杂得多。"

在白血病与淋巴瘤细胞中，p53 几乎都是正常的，而就如人们所料想的那样，这些癌症对化疗与放疗高度敏感。但在实体瘤（存在于器官中而不是血液中的肿瘤）中，其境况不好预期——有时还是与直觉相反的。在某些类型的癌症中，相较于具有正常 p53 的细胞，具有突变型 p53 的细胞对于化疗药物反应更大。比如在恶性胶质瘤中就是如此，这是一种脑中的侵袭性肿瘤。那么这中间发生着什么？

一种解释就是，在这些案例中，具有突变型 p53 的细胞确实是被直接粗暴地杀死的，就像肿瘤学家开始所设想的那样。DNA 受到严重的破坏，而因为 p53 没有正常工作，因此无法得到修复，细胞分裂也不能被阻滞。细胞在混乱中继续其细胞周期，最终死于"有丝分裂障碍"——细胞复制的装置中发生了大规模故障。这一景象暗示着，某种类型的肿瘤对传统化疗所产生的反应决定于 p53 的状态，对肿瘤学家来说，知道这一点是非常重要的。但事儿还会变得更为复杂。

在一些情况下，对具有正常 p53 的癌症病人施以放疗或化疗可能真的会把情况弄得更糟。如我们所知的那样，在 p53 对 DNA 损伤的可能响应中，细胞死亡只是其中的一种。它还可以引起细胞阻滞于中期，并在释放细胞重回复制之前派遣修复分队。或者它可以判处细胞进入衰老——永久性阻滞，这种状态甚至能够刺激邻近的细胞癌变。因此，未被化疗或放疗杀死的癌细胞可以成为种子，产生今后的肿瘤——而一些时候这些新肿瘤特别具有侵袭性，仅仅是因为这些细胞是高毒性治疗法后的幸存者，还具有耐药性。

这很有意义，但目前来说还只是一个假设——还没有实验数据来确切地证实它。混乱的来源之一就是，在实际中，在 p53 领域开展的大量试验里，在方法学上很少有一致的，这使得结果很难比较。"在实验的系统中，我们看到了所有类型的效应，"皮埃尔·艾诺说道，"作为一名研究人员，你通常能得到一个实验系统，其表现就如你想要的那样！现在，如果你继续前往真实的生命体……"在法国里昂，艾诺的家里，他请我在他书房的电脑前坐下，打开了一篇他即将要投递的论文。那是一份关于临床试验的分析，这些临床试验涉及了顺铂这一常规化疗药物在肺癌病例中的使用。总的来说，这一药物的效果很小，但他和他的同事们想要知道，每个病人肿瘤中 p53 的状态，是否影响到了顺铂治疗的结局。在他们面前，有着同类数据集中最为庞大的一个可供他们分析。这 1 200 例癌症患者来自四个临床试验，分别在加拿大、美国和欧洲展开，包括的信息有治疗的结局，还有肿瘤中 p53 的状态。

毫不意外地，研究人员发现，比起 p53 突变的病人来说，具有正常 p53 的病人更好一些。但让他们吃惊的是，一些具有特殊突变的病人——不过非常重要的是，不包括其他突变——在顺铂的治疗后变得非常糟糕。他们的肿瘤侵略性地扩散，甚至比不曾接受治疗的病人更快死亡。在那个时候，艾诺还不能肯定，是否是转移瘤杀死了病人——他还在等待统计学家更深入的结果——但那是他的直觉。

无论最后证实的死因是什么，知道肺癌肿瘤中 p53 的状态，有助于决定哪些病人应当使用顺铂治疗，而哪些则不应该使用。"对于肺癌，我们做得不好。"艾诺在电脑屏幕上滚动着他的论文，反省着。"世界上大约有 150 万人患有这种癌症。每年大约有 50 万接受这一治疗——而他们是'盲目地'接受这一治疗，因为预先并没有对这些病人进行 p53 的突变检测。"

艾诺所描述的这一状况，是肺癌中发生特定 p53 突变并接受顺铂治疗时所特有的。但这种知识可以外推到更广泛的范围。科学家们在 p53 中所做出的发现及其在传统化疗中的作用，使得癌症专家们有了一个工具来做出更理性的决定，衡量如何以最佳的方式来治疗他们的病人。当通过更为广泛的检测来确定肿瘤的遗传构成时，p53 的状态对上述情况就具有尤其现实的意义了，因为除了这一肿瘤抑制基因之外，还有许多事件都会影响到肿瘤治疗。目前，临床上很少提供此类的检查，但情况正在迅速改变。随着全基因组测序变得前所未有的简单、快捷及便宜——而且随着新的、

抑癌基因

特地针对个体病人肿瘤缺陷的基因疗法开始应用于临床——遗传分析将会成为诊断与治疗中的常规部分。遗传分析也会是癌症预防中最新策略里的一个关键部分。

与新的治疗观念相比，预防方面的研究很难吸引到癌症研究基金的支持。预防科学没有那么迷人，它不会给大型药企提供相同的回报，而且，除此之外，相比阻止肿瘤发生，肿瘤被治好了更容易让人们兴奋起来。

然而，这并不能阻止伯特·福格斯坦。"我们相信，在接下来的半个世纪中，在癌症中的主要影响力不会是对晚期癌症的治疗，而是预防癌症——尤其是肿瘤的极早期发现。"他说，"实际上，如果肿瘤被发现得足够早，几乎所有的肿瘤都可以通过外科手术治疗，不需任何的化疗或放疗。对于结肠癌来说，一定是这样的，但对于许多其他肿瘤来说也是如此。"

多年来，福格斯坦在约翰霍·普金斯的实验室一直潜心致力于开发工具，以早点发现肿瘤的相关证据。他们将精力聚焦在对生物标志物的检测上——在血液、尿液、粪便、痰液中，浮沉于正常 DNA 分子的海洋里，被癌细胞丢出来的突变 DNA 碎片，它证实着疾病在偷偷摸摸地发生。"最好的标志物、最佳的基因，显然是 p53，因为相比其他基因，它在更多的肿瘤中会发生突变——那正是此项检测的基础。"福格斯坦解释说。

检测出生物标志物的体液通常很好地指示了肿瘤的发生部位：比如说，尿提示膀胱癌，粪便提示结肠癌而痰提示肺癌。到 2012 年末，福格斯坦的团队已经研究了超过 700 种癌症，从晚期肿瘤开始，来观察他们是否能发现游离性的分子标志物。"在大多数类型肿瘤所致的晚期癌症中——比如乳腺癌、结肠癌、胰腺癌、肺癌——你可以在超过 90% 的病例的血液中检测到分子标志物。"他做出这样的评论。对于晚期结肠癌，研究者们通过粪便的发现率接近了 100%，甚至在更早期，在转移性癌中，其发现率也达到了 85%—90%。"这一检查的敏感度已经与结肠镜不相上下。"福格斯坦说。他认为，甚至通过血液样本，他的团队也有超过一半的概率在结肠癌发生扩散前检出它。"而如果能在癌症尚处于可治愈期时检出，哪怕只有 50% 的检出率，那也是很可观的。"

致力于西非肝癌问题的研究人员已经在血液中发现了分子标志物，可以在症状出现前实现对疾病的筛查。在西非地区，你应该记得，肝癌通常与食用农作物受黄曲霉毒素污染相关，而患病的肝脏所释放到血液中的 DNA 分子里，其特征就是含有如指纹般特异的 p53 基因突变。同样，在其他方向，科学家们也正在探索利用体液中出现突变性 p53 来筛查早期癌症的可能性。

在临床应用之前，此类筛查仍然需要广泛的验证与优化。然而，许多工作在 p53 一线的科学家们相信，我们正处于癌症预防与治愈的黄金时期的临界点上。在接下来的几年间，我们应该可以期望：

- 随着研究者们完善将病毒改造为运送载体的技术，基因治疗成为癌症的常规疗法（已有数十名患有不同的遗传性障碍的人得到了成功的治疗）；
- 肿瘤的遗传学分析，以及用来确定最优治疗方案、预测结局与长期预后的 p53 状态遗传学分析，将得到更为广泛的应用；
- 随着治疗变得更为精准与特异地针对肿瘤细胞，以及诸如循环疗法之类的策略被用来保护身体的正常细胞，癌症治疗的副作用将出现巨大的下降；
- 可应用于不同情况的种类繁多的基于 p53 的药物，可以通过操控肿瘤抑制基因通路来杀死癌细胞。

"我非常、非常乐观，"杰拉德·伊万说，"我认为我们将在接下来的 10 年、15 年或 20 年间，见证我们在人类癌症的治疗与控制能力上的巨大变迁。"他还补充说，也许是有争议的，"现在我女儿 22 岁，儿子 21 岁，而我可以相当肯定地说，他们将永远不会为死于癌症而焦虑。"

主要人物表

杰拉德·伊万（Gerard Evan）

英国癌症研究院（CRUK）科学家，现任剑桥大学生物化学教授。应用小鼠模型探索活体生命中发生的事件情况的先驱，他经常有原创思想挑战主流思维，我们在第1章中见到了他，他提出了癌症的稀有性并引发了争议。

皮埃尔·艾诺（Pierre Hainaut）

隶属法国里昂世界卫生组织国际癌症研究机构（IARC），多年的时间中，艾诺维护了突变p53数据库——一份关于文献中出现的所有不同突变及其如何表现的详细记录。一个天生的侦探，对于追踪全球人群中因p53突变所致疾病的分布与模式有特别的兴趣。

彼得·霍尔（Peter Hall）

20世纪90年代苏格兰邓迪大学病理学教授，p53发现者大卫·莱恩的亲密合作同事。p53一直是霍尔的主要研究兴趣点之一。他因和莱恩在邓迪一个酒吧想出来的开创性试验而闻名，这一试验是为了测试活体中，辐照对 p53 的效应。

艾尔弗雷德·克努森（Alfred Knudson）

美国癌症遗传学家，第一个提出假说，认为我们细胞内存在一类基因，其作用是为了保护我们不患癌症，1971 年，源于在儿童所患视网膜神经细胞胶质瘤中的工作，他提出了"二次打击"学说，永久改变了癌症生物学家看待肿瘤形成过程的方式。

大卫·莱恩（David Lane）

1979 年，在完全独立的工作中发现 p53 基因的四个人之一，是 p53 故事中的中心人物。莱恩当时在伦敦皇家癌症研究基金会（ICRF，现被称为英国癌症研究院）工作。20 世纪 90 年代，他在邓迪大学建立了全球最大的 p53 学会之一，集合了致力于 p53 研究的科学家。事迹众多，其中之一是将 p53 命名为"基因组卫兵"。

阿尼·莱文（Arnie Levine）

普林斯顿大学的科学家，1979 年，与大卫·莱恩及其他两位科学家同时独立地发现了 p53。莱文的实验室从那之后成为了 p53 研究的中心，涉及了许多关于这一基因功能中最为重要的发现。

摩西·奥伦（Moshe Oren）

1984 年，第一批制作 p53 克隆——一种精准的复制体——的人中的一员，使得无穷的拷贝得以供给研究。在对该领域的许多重要贡献中，奥伦发现了 p53 在凋亡（细胞自杀）中的作用，与阿尼·莱文及卡罗尔·普里维斯一起，帮助揭示了强大的 p53 在我们的细胞内受到严密调控的机制。

卡罗尔·普里维斯（Carol Prives）

哥伦比亚大学的科学家，与伯特·福格斯坦合作发现了 p53 在我们细胞内发挥着控制开关的作用，通过响应信号，激活或抑制其他基因。也与摩西·奥伦及阿尼·莱文一起，参与了发现我们的细胞将强大的 p53 保持在严密调控之下的机制。普里维斯是 p53 学会核心成员之一。

瓦尔达·罗特（Varda Rotter）

隶属以色列魏兹曼研究所，是最早一批研究 P53 的学者，罗特认识到 p53 突变时不是简单地失去其肿瘤抑制基因的能力。多数情况下，突变体的作用会促进肿瘤的生长。罗特因坚持其观点而闻名，即使她的分析受到了该领域中一些权威人士的挑战，而今天，她的观点成为了主流。

伯特·福格斯坦（Bert Vogelstein）

在巴尔的摩的约翰·霍普金斯大学接受医学博士训练，福格斯坦在治疗患癌儿童的经历使其投身于分子生物学研究。他第一个在人类癌症中研究 p53，参与了许多该基因功能的关键发现，包括其作为一个控制开关的发现。

罗伯特·温伯格（Robert Weinberg）

杰出的美国科学家，从最初即参与了分子生物学变革，这场变革揭示了癌症的遗传学基础。最为著名的是他发现了第一个人类原癌基因（或促癌基因）及第一个肿瘤抑制基因。温伯格在麻省理工学院度过了他的主要研究生涯，与道格·哈拉罕合著了一篇重要论文，"癌症的特征"，其中定义了所有癌细胞的十个关键特征。

安德鲁·怀利（Andrew Wyllie）

病理学家，在"程序性细胞死亡"，或称细胞自杀开始从异端走向主流生物学，并被命名为"凋亡"时，他在苏格兰阿伯丁大学攻读博士学位。两组研究人员同时发现，在实际生命体中，p53 编制的程序之一就是通过响应细胞应激而激活凋亡，而不仅仅是在培养皿中，他是这些研究人员中的一员。

专业术语表

等位基因（Allele）

染色体上位于同一基因座位的一对基因。所有的基因都是成对的：从父母双方各遗传了一个等位基因。

抗体（Antibody）

免疫系统的战士。它们在血液中自由移动，找出诸如细菌和病毒之类的入侵者，并将其标记为需要摧毁的对象。抗体由免疫系统针对特定目标特异生成，可结合并连接到这些目标之上，这使它们成为研究人员在实验室工作中优秀的"寻找"目标分子的工具。

凋亡（Apoptosis）

程序性细胞死亡，或称细胞自杀。

噬菌体（Bacteriophage）

一种以细菌为目标并感染细菌的病毒。

致癌物（Carcinogen）

可以引起癌症的一类物质。

上皮细胞癌（Carcinoma）

癌症的一种，来源于我们身体各种器官、腔外膜的上皮细胞，也包括我们的皮肤。至少80%的癌症是上皮细胞癌（参见**肉瘤、白血病、淋巴**

抑癌基因

瘤）。

细胞培养（Cell culture）

在精确控制温度、湿度、营养及无污染的条件下，离体细胞在特别设计的容器中存活并生长的一种实验室内过程，容器可以是试管和陪替氏培养皿。

细胞系（Cell line）

来源于单个细胞的细胞培养物，因此所有细胞具有同一的遗传构成。

细胞周期检查点（Cell – cycle checkpoint）

细胞分裂是一个多时相过程，检查点标志着每一个时相的结束。在每一个检查点，"质量控制"有机会来验证该过程完成的精确性，然后再允许细胞进入下一个时相。

检查点（Checkpoint）

参见细胞周期检查点。

密码子（Codon）

一个基因上的三个连续核苷酸（DNA 的基本构成）所构成的单元。这些单元规定了使用哪一个氨基酸来创建蛋白质，这一蛋白质将实现该基因的功能。

克隆（Clone）

在本书的上下文中指依靠另一基因为基础，人工制造的一个新基因，后者是前者的一个完全相同拷贝。

DNA

脱氧核糖核酸，生命体细胞核内的物质，携带遗传信息。

表达（Expression）

细胞内，某一激活的基因生成的一个蛋白质或其他实现其功能的产物的过程。如果一个基因被"过表达"，即意味着细胞内有其过度丰富的蛋白质产物。

功能获得性（Gain of function）

基因突变中的一个描述方式，通过此方式造成产物（比如蛋白质）发生改变，使得其产物获得新的、不正常的功能（参见**功能缺失性**）。

"癌症的特征"（"Hallmarks of Cancer"）

2000 年罗伯特·温伯格与道格·哈拉罕合著的一篇重要论文，描述了所有器官与来源的癌症中普遍存在的六大特征。他们在 2011 年修订了"特征"，另增了四条通行原则。

大 T 抗原（Large T antigen）

猿猴空泡病毒 40（SV40）DNA 中导致受感染宿主细胞发生癌症的基因。

白血病（Leukaemia）

免疫系统中重要组成部分的白细胞所发生的癌症（参见**淋巴瘤**）。

功能缺失性（Loss of function）

关于突变中使得某一基因失效的说法——突变的基因可能无法生成任何蛋白质，或其生成的蛋白质没有功能。即使不是全部（比如 p53），大多数肿瘤抑制基因的突变都会导致"功能缺失性"。

淋巴瘤（Lymphoma）

起源于机体免疫系统的一个关键组成，即淋巴组织的癌症。淋巴细胞的癌症（淋巴瘤）与血液中其他白细胞的癌症在所有癌症中占到了 6.5%。

抑癌基因

恶性（Malignant）

医学上使用恶性表示癌性，可以扩散到身体的其他部位。

转移（Metastaisi）

癌细胞从身体的原发部位向其他部位的扩散（因此有**转移灶**：继发性癌症）。

致突变物（Mutagen）

能导致突变的一类物质。

突变体（Mutant）

某些发生了突变（参见下一条）的事物。

突变（Mutation）

一个生命体基因或染色体内 DNA 序列的变化，导致其亲本中没有的新特征或新性状出现，或引起此类改变出现的过程。

核苷酸（Nucleotide）

DNA 构成的基本要素，如同纳米级的乐高积木一样，一个一个地堆叠起来，形成长长的双螺旋带状结构。

癌基因（Oncogene）

一类有能力导致癌症的基因。大多数此类基因是细胞生长中具有其正常功能的基因，但当其发生了持续性的突变，并失去对调控信号响应的能力时，即成为癌基因。

致癌的（Oncogenic）

导致一个或多个肿瘤发生进展。

肿瘤学（Oncology）

对癌症研究的科学（因此有**肿瘤学家**：在癌症方面具有专长的医生或科学家）。

"博士后"（"Postdoc"）

博士后学者，具有博士学位的人，参与到一项受指导的研究或学术训练，以期获得其未来职业所需的专业技能。

重组 DNA（Recombinant DNA）

通过组合不同生命体来源的遗传物质的人工合成 DNA。

肉瘤（Sarcoma）

癌症的一种，形成于结缔组织或支持组织中，比如肌肉、骨及脂肪组织。肉瘤在所有癌症中占据不到1%的比例。

衰老（Senescence）

本书中，该词用来描述细胞中发生的不再能够分裂但仍保持存活及发挥功能的事件。

体细胞突变（Somatic mutation）

正常生命过程中，某一成熟细胞发生的自发性突变，与遗传性突变相对，后者的突变会被遗传并在所有细胞中出现，无论是正常的还是癌性的。

组织培养（Tissue culture）

从生命体获取的组织或细胞在体外生长。生长的物质置于实验室容器诸如试管或陪替氏培养皿中，容器中有生长介质，通常是液体培养基或琼脂糖培养基，含有特别的营养物质。

抑癌基因

转录因子（Transcription factor）

结合于 DNA 上特殊位点并调控一个或多个邻近基因表达的蛋白质，可根据需要打开或关闭这些基因的表达。

转化（Transformation）

本书中指一个细胞获得癌的特性的过程（通常也描述为"恶性转化"）。

肿瘤抑制基因（Tumour suppressor）

具有阻止细胞发生恶性病变的功能的基因。

野生型（Wild type）

关于基因的词，表示"正常的"基因，发挥着本来预期应有的功能，与"突变"基因相对，后者的行为是异常的。

资料来源

在本书的写作过程中，除了我对 p53 故事诸多关键人物的个人采访外，我还阅读了大量书籍、杂志和多媒体网站上的丰富信息。针对单个讨论点，我通常会使用多个资料来源，这里列出了每一章我认为特别有用并值得提及的一些资料源。但是，有一些来源提供的信息相关理论纵贯全书。列举如下：

皮埃尔·艾诺（Pierre Hainaut）和克拉斯·威曼（Klas Wiman）（编者），《p53 研究二十五年史》（25 *Years of p53 Research*）（多德雷赫特出版社，荷兰，2005）。

霍勒斯·弗里兰·贾德森（Horace Freeland Judson），《创世第八天：生物大革命的造物主》（*The Eighth Day of Creation*：*Makers of the Revolution in Biology*）（伍德伯里，纽约，冷泉港实验室出版社，1996）。

大卫·莱恩（David Lane）和阿尼·莱文（Arnie Levine），《p53 研究：过去三十年和未来三十年》（*p53 Research*：*The Past Thirty Years and the Next Thirty years*）（伍德伯里，纽约，冷泉港实验室出版社，2010）。这是我在冷泉港实验室的《生物学视角》（*Perspectives in Biology*）专辑中诸多杰出论文里挑选出来的一篇论文。

西达尔塔·慕克吉（Siddhartha Mukherjee），《疾病之王：癌症传》（*The Emperor of All Maladies*：*A Biography of Cancer*）（伦敦，2011）。

哈罗德·瓦默斯（Harold Varmus），《科学的艺术和策略》（*The Art and Politics of Science*）（纽约，2009）。

《与罗伯特·温伯格的对话》（*A Conversation with Robert Weinberg*）（来

211

抑癌基因

自麻省理工生物系和霍华德·休斯医学研究所推出的"与科学家对话"系列)。

《癌症的里程碑》（*Milestones in Cancer*），科学杂志《自然》提供的系列权威论文。

序言

杰拉德·伊万（Gerard Evan）的引语来自我在 2012 年 6 月在英格兰剑桥对他进行的采访。

第 1 章　肉中之肉

佩顿·劳斯（Peyton Rous）的引语来自他在诺贝尔颁奖典礼上的演讲，《癌细胞对人类的挑战》（*The Challenge to Man of the Neoplastic Cell*）

除了上述提到的麻省理工的《与罗伯特·温伯格的对话》外，罗伯特·温伯格还在美国国立癌症研究所（National Cancer Research Institute）于 2010 年举行的一次会议上谈到过他与道格·哈接罕（Doug Hanahan）一起做的关于癌症特征的研究工作。

第 2 章　内部的敌人

迈克尔·毕晓普（Michael Bishop）的引语来自他的著作《如何获得诺贝尔奖：意料之外的科学生涯》（*How to Win the Nobel Prize：An Unexpected Life in Science*）（2003）。

佩顿·劳斯的信息来自诺贝尔基金会（Nobel Foundation）的卓越资料库。

除了已经提到过的他们的自传外，诺贝尔资料库还提供了 1989 年获奖的瓦默斯和毕晓普丰富的信息。

第 3 章　发现

贾德森的引语来自他的著作《创世第八天》，见前述引用，第 10 页。

第 4 章　看不见的生物学

引语来自比尔·布赖森（Bill Bryson）的《万物简史》（*A Short History*

of Nearly Everything)（伦敦，2003）。

本章我还从美国国家卫生署（NIH）的国家人类基因组研究所（National Human Genome Research Institute）得到了丰富的信息。

第 5 章 克隆这个基因

引语来自一位无名作家。

第 6 章 乌龙身份案

贾德森的引语来自前述引用的《创世第八天》。

关于人类第一个癌基因的发现，还可见《自然：里程碑 17》（*Nature*：*Milestone* 17），以及关于癌基因合作的《自然：里程碑 18》（*Nature*：*Milestone* 18）。

第 7 章 新角度看癌症

引语来自 19 世纪法国小说家儒勒·凡尔纳（Jules Verne）的《地心游记》。

亨利·哈里斯（Henry Harris）的信息，来自由维康基金会（Wellcome Trust）资助，卡迪夫大学（Cardiff University）建设的遗传与医学历史网络资料库。

关于发现首个肿瘤抑制基因的最重要资料来源是上述提到的麻省理工《与罗伯特·温伯格的对话》和纳塔莉·安吉尔（Natalie Angier）的《自然困扰：努力解开癌细胞最深的秘密》（*Natural Obsessions*：*Striving to Unlock the Deepest Secrets of the Cancer Cell*）（波士顿，1999）。

第 8 章 p53 露出真面目

引语来自美国天文学家卡尔·萨根（Carl Sagan）的著作《布鲁卡的脑：对科学妄想的批判》（*Broca's Brain*：*Reflections on the Romance of Science*）里的文章《我们能认识宇宙吗？有保留的思考》（*Can We Know the Universe? Reflections on a Grain of Salt*）（纽约，1979）。

苏茜·贝克（Susie Baker）2004 年发表在《细胞周期》杂志的论文

抑癌基因

《重新定义 p53：进入肿瘤抑制基因时代》（*Redefining p53：Entering the Tumor Suppressor Era*）讲述了她的故事。

第 9 章　总开关

马特·里德利（Matt Ridley）的引语来自他的著作《基因组：一个物种的二十三章自传》（*Genome：the Autobiography of A Species in 23 Chapters*）（伦敦，1999）。

除了个人采访外，本章的信息来源很大程度上依赖于最前面提到的《p53 研究二十五年史》。

第 10 章　"基因组的卫兵"

大卫·莱恩的引语来自他发表在《当代生物学》（*Current Biology*）上的评论。

第 11 章　死如秋叶

引语来自《没有个性的人》（*The Man Without Qualities*），澳大利亚作家罗伯特·穆西尔（Robert Musil）的小说，作者于 1942 年去世时该小说尚未完成，他去世后才发表。

约翰·克尔（John Kerr）自己的论文《导致凋亡概念形成的大事记》（*History of the Events Leading to the Formulation of the Apoptosis Concept*），发表于《毒理学》（*Toxicology*）杂志。

第 12 章　人鼠之间

引语来自《创世第八天》。

本章的关键资料源自诺贝尔基金会的资料库，2007 年诺贝尔医学奖颁给了致力于研究转基因小鼠的马里奥·卡佩基（Mario Capecchi）、奥利弗·史密瑟斯（Oliver Smithies）和马丁·埃文斯（Martin Evans）。

另外一个重要信息源是美国国家人类基因组研究所。

第 13 章　卫兵的枷锁

引语来自我于 2012 年 6 月在英格兰剑桥对杰拉德·埃文的专访。

除了这次个人采访，本章还借重了前述的《p53 研究二十五年史》。特别是杰弗里·沃尔（Geoffrey Wahl）、杰恩·施托梅尔（Jayne Stommel）、库尔特·克鲁梅尔（Kurt Krummel）和马克·韦德（Mark Wade）撰写的第四章《卫兵的枷锁：p53 的翻译后修饰调控，MDM2 和 MDMX》（*Gatekeepers of the Guardian：p53 Regulation by Post-translational Modification, MDM2 and MDMX*）。

第 14 章　铁证

西达尔塔·慕克吉（Siddhartha Mukherjee）的引语来自前面提过的他的著作《疾病之王：癌症传》。

关于理查德·多尔（Richard Doll）及其研究的信息，我借重于两大资料源：其一，乔纳森·伍德（Jonathan Wood）所写的《革命的一生》（*Life of A Revolutionary*），这是一篇对康拉德·基廷（Conrad Keating）所著的多尔传记的书评，这篇传记由牛津大学在 2009 年 11 月 11 日发表在 "牛津科学博客" 上。其二，多尔自己发表在 1950 年 9 月 30 日的《英国医学杂志》（*British Medical Journal*）上的论文：《吸烟和肺部肿瘤：初步研究》（*Smoking and Carcinoma of the Lung：Preliminary Report*），作者理查德·多尔和 A. 布拉德福德·希尔（A. Bradford Hill）。

安赫尔·罗福（Angel Roffo）的信息来自于罗伯特·普罗克特（Robert Proctor）所著的《安赫尔·H. 罗福：被遗忘的实验烟草致癌学之父》（*Angel H Roffo：the Forgotten Father of Experimental Tobacco Carcinogenesis*），发表在 2006 年 6 月的《世界卫生组织公报》（*Bulletin of the World Health Organization*）上。

本章一个丰富的信息源是美国法律强制烟草业公开于众的原始文件。

加州大学旧金山分校开发和管理的传统烟草资料库（Legacy Tobacco Documents Library）也拥有超过 1 400 万份文件提供审阅。

本章一个关键资料源是斯坦顿·格兰斯（Stanton Glantz）和同事发表在 2005 年《柳叶刀》（*The Lancet*）杂志上的这篇论文：《p53 肿瘤抑制基因和烟草业：研究、争论和利益冲突》（*The p53 Tumour Suppressor Gene and the Tobacco Industry：Research，Debate and Conflict of Interest*）。

还有《烟草疑云》（*Smoke in the Eye*）中对格拉兹的采访，这是美国公共广播服务（*Public Broadcasting Service*）的系列节目《前线》（*Frontline*）中的一个纪录片，在 1996 年 4 月播出。

还有：斯坦顿·格兰斯、约翰·斯莱德（John Slade）、莉萨·A. 贝罗（Lisa A Bero）、彼得·哈诺尔（Peter Hanauer）和德博拉·E. 巴恩斯（Deborah E Barnes）编辑的《香烟文件》（*The Cigarette Papers*）。1996 年由加州大学出版社出版。

第 15 章　追踪指纹

引语来自美国生化学家和科学作家艾萨克·阿西莫夫（Isaac Asimov），来源不明，但被广为使用。

本章我借重于两份关键文件：大卫·勒弗（David Leffell）和道格拉斯·布拉什（Douglas Brash）发表在《科学美国人》杂志上的《日光和皮肤癌》（*Sunlight and Skin Cancer*），以及道格拉斯·布拉什等发表的论文《日光在皮肤癌中的作用：紫外线在鳞状细胞癌诱导的 p53 突变》（*A Role for Sunlight in Skin Cancer：UV-induced p53 mutations in Squamous Cell Carcinoma*）。

第 16 章　癌症家族

引语来自 2012 年我在巴西阿雷格里港对帕特里夏·阿什顿·普罗拉（Patricia Ashton Prolla）进行的采访。

第 17 章　特罗佩罗之结

引语来自波兰物理学家玛丽·居里（Marie Curie），她因在 20 世纪初对放射性的研究而闻名世界。

第 18 章　杰基尔与海德

引语来自美国分子生物学家詹姆士·沃森（James Watson），他最为著名的成就是与弗朗西斯·克里克共同发现了 DNA 的双螺旋结构，这句话出自《创世第八天》。

本章一个重要的参考文件是摩西·奥伦（Moshe Oren）和瓦尔达·罗特（Varda Rotter）所著的《突变 p53 的功能获得性》（*Mutant p53 Gain of Function*），收录在冷泉港出版社的《生物学视角》专辑。

斯坦利·普鲁希纳（Stanley Prusiner）的信息，我借重于诺贝尔基金会的资料库，他获得了 1997 年的医学奖。

其他的关键参考文献是两篇论文，由泰勒·杰克斯（Tyler Jacks）和吉吉·洛扎诺（Gigi Lozano）以及他们的同事同时发表在同一杂志《细胞》上。

肯尼思·P. 奥利弗（Kenneth P Olive）、大卫·A. 图夫森（David A Tuveson）、泰勒·杰克斯等人所著的《两种李弗劳明综合征小鼠模型中的突变 p53 功能获得性》（*Mutant p53 Gain of Function in Two Mouse Models of Li – Fraumeni Syndrome*），及吉恩·A. 兰（Gene A Lang）、友男岩隈（Tomoo Iwakuma）、吉列米娜·洛扎诺（Guillermina Lozano）等人所著的《一种李弗劳明综合征小鼠模型中一种 p53 热点突变的功能获得性》（*Gain of Function of a p53 Hot Spot Mutation in a Mouse Model of Li – Fraumeni Syndrome*）。

还见威廉·弗里德-帕斯特（William Freed – Pastor）和卡罗尔·普里维斯（Carol Prives）2012 年在《基因和发育》（*Genes and Development*）杂志发表的《突变 p53：一个名字，众多蛋白》（*Mutant p53：One Name, Many Proteins*）。

第 19 章　癌症与衰老：平衡行为？

《自然》杂志荣誉编辑约翰·马多克斯（John Maddox）的引语来自他为霍勒斯·弗里兰·贾德森的《创世第八天》所写的序言。

本章的关键信息源有：

劳伦斯·A. 邓霍华（Lawrence A Donehower）2009 年发表在冷泉港出版社的《生物学视角》专辑上的论文《应用小鼠检验癌症、老化和长寿中的 p53 功能》（*Using Mice to Examine p53 Function in Cancer, Aging, and Longevity*）。

弗朗西斯·罗迪耶（Francis Rodier）、朱迪思·坎皮西（Judith

Campisi）和迪帕·包米克（Dipa Bhaumik）于2007年发表在《核酸研究》
（*Nucleic Acids Research*）杂志上的论文《双面p53：老化和肿瘤抑制作用》
（*Two Faces of p53：Aging and Tumour Suppression*）。

伯恩哈德·马耶尔（Bernhard Maier）、海迪·斯克拉贝（Heidi
Scrable）等人2004年发表在《基因和发育》杂志上的论文《p53短亚型对
哺乳动物生命期的调节》（*Modulation of Mammalian Life Span by the Short
Isoform of p53*）。

位于加州诺瓦托（Novato）的巴克老化研究所的CEO布莱恩·肯尼迪
（Brian Kennedy）博士的视频记录，记录了他在2013年2月5日与朱迪
思·坎皮西的一次对话。

第20章　治疗的革命

引语来自沙伦·贝格利（Sharon Begely）1997年1月13日发表在
《新闻周刊》（*Newsweek*）上的文章《癌症杀手》（*The Cancer Killer*）。

本章很大程度上依赖于皮埃尔·艾诺、马加利·奥利弗（Magali
Olivier）和克拉斯·威曼（Klas Wiman）编写的书籍《p53在临床中的应
用》（*p53 in the Clinic*）（多德雷赫特出版社，荷兰，2013）。

其他重要资料源有：

大卫·P. 莱恩（David P Lane）和索尼娅·莱恩（Sonia Lain）2010年
发表在《生物学视角》专辑上的论文《基于p53的癌症疗法》（*p53 -
based Cancer Therapy*）。

弗兰克·麦考密克（Frank McCormick）2003年发表在中国的《肿瘤
生物学及治疗》（*Cancer Biology & Therapy*）杂志上的论文《癌症特异病毒
和ONYX-015进展》（Cancer Specific Viruses and the Development of ONYX-
015）。

王宇（音，Wang Yu）和胡方（音，Hu Fang）2007年发表在《癌症
药靶研究最新进展》（*Current Cancer Drug Targets*）杂志上的《中国的溶瘤
性腺病毒的临床试验》（*Clinical Trials with Oncolytic Adenovirus in China*）。

黑格·O. 奥斯塔德（Hege O Ohnstad）2011年发表在《英国医学杂志
癌症分刊》（*BMC Cancer*）杂志上的论文《MDM2拮抗剂纳特灵-3a在肉

瘤细胞株中增强了细胞毒性药物的抗肿瘤效应》（*MDM2 Antagonist Nutlin-3a Potentiates Antitumour Activity of Cytotoxic Drugs in Sarcoma Cell Lines*）。

英格博格·M. M. 范·莱文（Ingeborg M M van Leeuwen）等人2012年发表在《细胞周期》杂志上的论文《评估小分子p53激活剂作为化疗保护剂减轻抗癌药物在正常细胞中的副作用》（*An Evaluation of Small-molecule p53 Activators as Chemoprotectants Ameliorating Adverse Effects of Anticancer Drugs in Normal Cells*）。

英格博格·M. M. 范·莱文2012年发表在《癌症靶标》（*Oncotarget*）杂志上的论文《循环疗法：打开癌症治疗的治疗窗口》（*Cyclotherapy：Opening a Therapeutic Window in Cancer Treatment*）。

杰拉德·伊万在2012年9月对英国癌症研究所（Cancer Research UK）员工所作的演讲"癌症并不神秘"。

致　谢

如果没有大不列颠与爱尔兰病理学会的提议，指出哪怕是最严肃的科学也需要让普罗大众知道，那么这本书将无法成功发行。我尤其感谢他们在我的研究中提供的资金资助，及其委员会在本项目中提供的热情帮助。特别地，我还要感谢彼得·霍尔，他第一个提议了写作这样一本书，并花费了数天时间，在他贝尔法斯特皇后大学的办公室里，为我画下了 p53 的历史时间轴，我还要感谢阿拉斯泰尔·伯特（Alastair Burt）以及西蒙·赫林顿（Simon Herrington），他们支持着病理学会的提议。

我还要真挚地感谢以下的人们：邓迪大学的安娜·戴（Anna Day），她使这个项目步入正轨；作者协会，他们的研究奖金使得我可以踏上我的旅程；我的代理人，小沃森有限公司（Watson Little Ltd.）的唐纳德·温切斯特（Donald Winchester），一直以来对我无言的支持，以及他准确的直觉和长期以来的卓越建议；感谢布鲁姆斯伯里西格马出版公司（Bloomsbury Sigma）的吉姆·马丁（Jim Martin）对这本书的热情及承诺，感谢我的编辑卡罗琳·塔格特（Caroline Taggart）的敏锐眼神与高质建议；感谢苏珊娜·查尼（Suzanne Cherney）这一世界卫生组织有史以来的最好编辑之一，用她娴熟的阅读手稿能力以及写下的优秀评论对我所提供的帮助（以及长久以来不亚于任何事的友谊与欢笑）；还有我的朋友与作者同事克莱尔·贝尔（Claire Bell），感谢她在我写作期间的支持及在一个决定性时刻的明智反馈；感谢我在巴西期间的翻译们，费尔南达·帕绍阿尔·福特斯（Fernanda Paschoal Fortes，她带我品尝了巴西甜酒）和恩里克·坎波斯·加尔旺（Henrique Campos Galvão）；感谢伊丽莎白·加勒特（Elizabeth Garret），在那起伏的阿伯丁郡海岸上，那悬崖小木屋中所举办的完美的作者送风宴，感谢她的慷慨好客。特别的感谢还要献给我的搭档，费莱德·

布里奇兰（Fred Bridgland），深深感激他对我一如既往的支持，倾听并理解一个同是作者的困扰。

我非常感谢许多拨冗予我，并与我分享他们部分科学旅程及研究中的高潮与低谷的科学家们。在他们中，我尤其欠皮埃尔·艾诺一声谢谢，没有他的建议、指导及随时为我解答一些极度复杂的科学问题，我还会在其中苦苦挣扎。在我与很多名字未出现在本书中人的交谈与通讯中，我对 p53 的故事的理解极大地深化了，我对他们表示感激。他们包括沃尔特·博德默（Walter Bodmer）、简－克里斯托夫·鲍登（Jean－Christophe Bourdon）、卢欣（音，Xin Lu）、大卫·米克（David Meek）、凯伦·沃斯敦（Karen Vousden）及杰夫·沃尔（Geoff Wahl）。

最后，我还要向卢瓦纳·洛克、约翰·伯克利及那些在巴西受李弗劳明综合征困扰的家庭表示特别的感谢，他们笼罩在癌症阴影下的生命，酸楚的故事，将注意力的焦点从科学家们的实验室转移到了外面的世界，有助于强调 p53 的研究对我们所有人来说，是多么的重要。

门外汉都能读懂的世界科学名著。在学者的陪同下，作一次奇妙的科学之旅。他们的见解可将我们的想象力推向极限！

1	平行宇宙（新版）	〔美〕加来道雄	43.80元
2	超空间	〔美〕加来道雄	59.80元
3	物理学的未来	〔美〕加来道雄	53.80元
4	心灵的未来	〔美〕加来道雄	48.80元
5	超弦论	〔美〕加来道雄	39.80元
6	量子时代	〔英〕布莱恩·克莱格	45.80元
7	十大物理学家	〔英〕布莱恩·克莱格	39.80元
8	构造时间机器	〔英〕布莱恩·克莱格	39.80元
9	科学大浩劫	〔英〕布莱恩·克莱格	45.00元
10	量子宇宙	〔英〕布莱恩·考克斯等	32.80元
11	生物中心主义	〔美〕罗伯特·兰札等	32.80元
12	终极理论（第二版）	〔加〕马克·麦卡琴	57.80元
13	遗传的革命	〔英〕内莎·凯里	39.80元
14	垃圾DNA	〔英〕内莎·凯里	39.80元
15	量子理论	〔英〕曼吉特·库马尔	55.80元
16	达尔文的黑匣子	〔美〕迈克尔·J.贝希	42.80元
17	行走零度（修订版）	〔美〕切特·雷莫	32.80元
18	领悟我们的宇宙（彩版）	〔美〕斯泰茜·帕伦等	168.00元
19	达尔文的疑问	〔美〕斯蒂芬·迈耶	59.80元
20	物种之神	〔南非〕迈克尔·特林格	59.80元
21	失落的非洲寺庙（彩版）	〔南非〕迈克尔·特林格	88.00元
22	抑癌基因	〔英〕休·阿姆斯特朗	39.80元
23	暴力解剖	〔英〕阿德里安·雷恩	68.80元
24	奇异宇宙与时间现实	〔美〕李·斯莫林等	59.80元
25	机器消灭秘密	〔美〕安迪·格林伯格	49.80元
26	量子创造力	〔美〕阿米特·哥斯瓦米	39.80元
27	宇宙探索	〔美〕尼尔·德格拉斯·泰森	45.00元
28	不确定的边缘	〔英〕迈克尔·布鲁克斯	42.80元
29	自由基	〔英〕迈克尔·布鲁克斯	42.80元
30	阿尔茨海默症有救了	〔美〕玛丽·T.纽波特	65.80元
31	搞不懂的13件事	〔英〕迈克尔·布鲁克斯	预估49.80元
32	超感官知觉	〔英〕布莱恩·克莱格	预估39.80元
33	宇宙中的相对论	〔英〕布莱恩·克莱格	预估42.80元
34	哲学大对话	〔美〕诺曼·梅尔赫特	预估128.00元
35	血液礼赞	〔英〕罗丝·乔治	预估49.80元
36	语言、认知和人体本性	〔美〕史蒂芬·平克	预估88.80元
37	修改基因	〔英〕内莎·凯里	预估42.80元
38	麦克斯韦妖	〔英〕布莱恩·克莱格	预估42.80元
39	生命新构件	贾乙	预估42.80元

欢迎加入平行宇宙读者群·果壳书斋QQ：484863244

邮购：重庆出版社天猫旗舰店、渝书坊微商城。

各地书店、网上书店有售。

扫描二维码
可直接购买

我们每个人的 DNA 中，都潜伏着一个最让人瞩目的基因，它有一项关键的工作——保护我们，远离癌症。这个基因被称为 p53，这一基因会持续不断地扫描我们的细胞，确保它们在生长与分裂的过程中不会闯祸。如果一个细胞在分裂的过程中出现了 DNA 复制错误，p53 会将这个细胞阻滞在原地，召唤出一个修理队，然后才会允许这一细胞继续分裂。如果这一错误是无法修复的，而且这一问题细胞有失控生长的威胁，p53 会命令这个细胞自杀。如果 p53 自身没有受损，或其正常功能没有受到阻碍，癌症就不会发生。

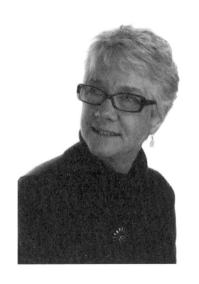

《抑癌基因》介绍了一个最受世人瞩目的抑癌基因，其功能正常与否决定了癌症的发生发展，也是目前癌症基因治疗中成算最高的靶基因。本书以惊人的广度和充满趣味的故事性揭示了癌症基因新疗法的追寻之旅，带领读者从实验室走入广阔世界，领略癌症领域最新的科学发现和进展。

休·阿姆斯特朗（Sue Armstrong）是科学、健康与发育组织领域的作家。休先后作为布鲁塞尔与南非的驻外记者，为涉猎广泛的出版物与观众进行了写作，包括《新科学家》（New Scientist）杂志和世界卫生组织及联合国艾滋病联合规划署。多年以来，她在非洲、亚洲及加勒比海前线报道艾滋病大流行的情况。曾出版的书籍有《生死之事：病理学家的隐秘世界》（*Life and Death：Inside the Hidden World of the Pathologist*）。